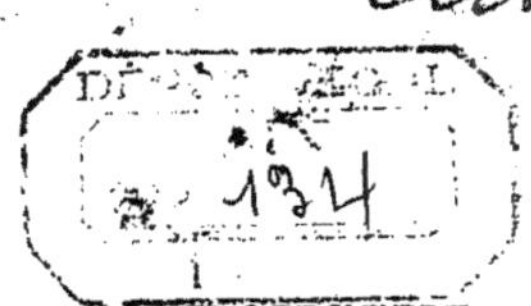

Dr Emmanuel ROUSSIN

Ancien Externe des Hôpitaux de Lyon
et de la Maternité de la Charité.

Contribution à l'Etude

DE

La Gastrite septique

d'origine bucco-dentaire

(Forme gastrique de la septicémie buccale)

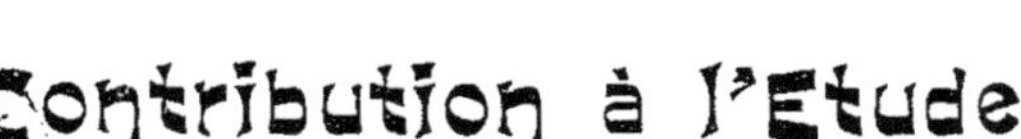

Imp. Jeannin. Trévoux.
1910

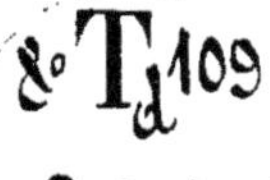

LA GASTRITE SEPTIQUE

D'ORIGINE BUCCO-DENTAIRE

Dr Emmanuel ROUSSIN

Ancien Externe des Hôpitaux de Lyon
et de la Maternité de la Charité.

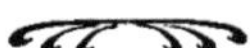

Contribution à l'Etude

DE

La Gastrite septique

d'origine bucco-dentaire

(Forme gastrique de la septicémie buccale)

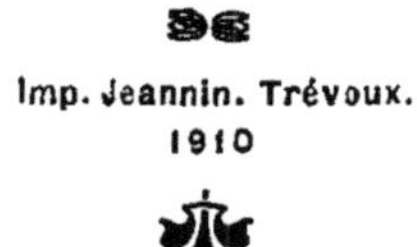

36

Imp. Jeannin. Trévoux.
1910

A MA GRAND'MÈRE

A MA MÈRE, A MON PÈRE

Faible témoignage de profonde reconnaissance.

A MES SŒURS ET A MES FRÈRES

A MES TANTES ET A MES ONCLES

MEIS ET AMICIS

A MON PRÉSIDENT DE THÈSE

Monsieur le Professeur Jules COURMONT

Professeur d'Hygiène à la Faculté de Médecine de Lyon
Médecin des Hôpitaux
Chevalier de la Légion d'honneur.

Humble tribut de notre profonde reconnaissance pour la bienveillance qu'il ne cessa de nous témoigner et pour le très grand honneur qu'il nous a fait en voulant bien accepter la présidence de notre thèse.

A Monsieur le Docteur Julien TELLIER

Ancien Interne des Hôpitaux de Lyon

Ex-Chef de Clinique à la Faculté

Dont les conseils bienveillants et si précieux nous ont guidé dans nos études spéciales et qui nous inspira le sujet de notre thèse.

Au laboratoire d'Hygiène de la Faculté :

MM.

JULES COURMONT, professeur ;

LESIEUR, professeur agrégé, médecin des Hôpitaux ;

ROCHAIX, chef des travaux.

Qu'il nous soit permis aussi d'adresser l'expression de notre profonde gratitude aux Maîtres qui, avec tant de bienveillance, ont été nos premiers guides au lit du malade :

MM.

TIXIER, professeur agrégé, chirurgien des Hôpitaux (1905-1906) ;

ROQUE, professeur de Clinique médicale à la Faculté (1906).

Nous ne saurions trop remercier également :

MM.

CADE, professeur agrégé, médecin des Hôpitaux ;
DELORE, chirurgien des Hôpitaux ;
LERICHE, professeur agrégé à la Faculté ;

L. THÉVENOT, chef de Clinique médicale à la Faculté.

Nous nous souviendrons toujours de l'enseignement profitable qu'ils nous donnèrent lors de notre passage dans les services hospitaliers de Clinique Médicale et de Clinique chirurgicale.

Merci à tous ceux qui nous ont aidé à recueillir les matériaux de ce travail :

Monsieur le docteur MOLIÈRE, Monsieur FLEICHMANN, chirurgien-dentiste, *nous ont procuré des publications intéressantes ; notre jeune ami,* Max ROUX, *nous a aidé de son précieux concours dans la traduction des journaux anglais et des observations de William Hunter en particulier : qu'ils soient assurés de toute notre gratitude.*

Enfin, notre reconnaissance ira toujours à nos deux jeunes Maîtres :

Le docteur ROUBIER, ancien Interne des Hôpitaux de Lyon, Moniteur de Clinique médicale à la Faculté.

Le docteur CHATTOT, ancien Interne des Hôpitaux de Lyon, Préparateur à l'Institut bactériologique.

notre sympathie à tous nos camarades d'études, parmi lesquels nous n'avons toujours rencontré que des amis.

« *La mort entre par la bouche* ».
(Proverbe arabe).

Introduction

Depuis longtemps déjà, les stomatologistes ont été frappés par l'importance des phénomènes réactionnels de l'organisme tout entier à l'égard des infections d'origine bucco-dentaire, et par l'importance qu'il y a, pour le médecin, le chirurgien et le dentiste, à les bien connaître.

Messieurs les docteurs Julien et Camille TELLIER, en 1903, dans leur « Contribution à l'Etude clinique des septicémies d'origine bucco-dentaire », et la même année, dans la thèse de leur élève SABATIER, avec l'appui de nombreuses observations, ont su faire ressortir tout l'intérêt de la question.

Aussi notre intention n'est-elle pas de reprendre cette étude à un point de vue aussi général.

L'une de ces répercussions organiques de la septicité bucco-dentaire nous a parue plus particulière-

ment intéressante, parce que beaucoup moins connue ;
nous voulons parler de la répercussion gastrique.

Jusqu'à ces dernières années, les classiques avaient
surtout voulu attribuer aux phénomènes gastriques
succédant aux affections dentaires une origine mécanique : *prima digestio fit in ore* ; cette pathogénie
peut être incontestablement invoquée dans certains
cas, mais on l'a admise, croyons-nous, d'une façon
un peu trop exclusive.

Il est toute une série de troubles gastriques nettement en rapport avec des suppurations prolongées
de la bouche. C'est à cette pathogénie infectieuse
qu'il convient désormais de faire jouer le rôle primor-
dial dans les affections gastriques d'origine dentaire.

Ceci explique le titre de « *Gastrite septique* » que
nous avons donné à ce travail ; peut-être eût-il été
plus exact de l'intituler : « Des formes gastriques de
la septicité bucco-dentaire ».

Nous nous rendons très bien compte des objections
qui peuvent être faites au terme de « *gastrite* »,
dénommant une affection qui n'est pas une entité
clinique, et que nous ne pouvons pas présenter
comme telle avec preuves anatomo-pathologiques à
l'appui.

Si nous avons choisi ce titre de *gastrite d'origine
buccale*, c'est pour attirer plus vivement l'attention
sur un groupe d'affections ordinairement méconnues
et présentant en tous points le tableau clinique des
gastrites.

Le docteur J. TELLIER, en 1907, dans un travail
qui nous servira de guide, a insisté sur la fréquence

avec laquelle cette affection passait inaperçue. « Les classiques, dit-il, ou bien gardent un silence absolu sur ce que WILLIAM HUNTER a appelé la gastrite septique d'origine buccale, ou bien interprètent d'une manière le plus souvent erronée la nature des symptômes stomacaux observés chez les malades atteints de mauvaise denture. Un grand nombre de médecins, pour ne pas dire la plupart, ignorent ou méconnaissent la septicité bucco-dentaire qu'on ne leur a pas appris à dépister, et la plupart des dentistes se cantonnent, volontairement ou non, dans les lésions de la région gingivo-dentaire, sans en rechercher les complications possibles ».[1]

L'allure fruste de ces formes d'une part, l'insistance du malade sur son affection gastrique d'autre part, font que l'on songe rarement à remonter directement à la cause. Il est donc de toute importance pour le médecin et surtout pour le dentiste, qui ne voudront pas être déroutés, de bien connaître tous les stades évolutifs de cette affection, pour en déduire le diagnostic causal, car de ce diagnostic seul découlera l'indication thérapeutique rationnelle et seule efficace.

Au cours de notre thèse, donc, après un exposé historique aussi complet que possible de la question, notre intention est d'aborder l'étude des facteurs étiologiques et l'étude de la pathogénie encore discutée.

---

[1] JULIEN TELLIER. De la Gastrite septique d'origine buccale. *Communication au premier Congrès de Stomatologie.* Paris, 1907.

Après nous donnerons, dans la mesure du possible, une description clinique de la forme la plus fréquemment observée, prise comme type, pour en arriver ensuite à l'étude des diverses formes cliniques qui en dérivent, apportant, à l'appui de chacune, les observations que nous aurons pu recueillir dans les ouvrages français et étrangers.

Nous terminerons en traitant du diagnostic et en posant enfin des règles générales de thérapeutique, trop heureux si nous pouvons ainsi concourir un peu au soulagement de ces malheureux malades qui passent leur vie à aller de chez le dentiste chez le médecin, de chez le médecin chez le dentiste, sans jamais être soulagés, malgré tous les régimes institués, et cela jusqu'au jour où, soit que l'élément névropathique se surajoutant, l'affection devienne désormais à peu près incurable, soit que l'état de cachexie empirant tous les jours, le praticien en soit amené aux diagnostics et aux conclusions interventionnelles les plus invraisemblables, alors qu'il eut été si facile de remédier à tout, si l'on avait seulement songé à attaquer le mal dans ses causes.

Historique

Il serait banal d'insister longuement sur l'existence des troubles des fonctions stomacales et des lésions de l'appareil de la dentition connus dès la plus haute antiquité.

« Chez les Egyptiens, pour guérir le mal de ventre, le magicien disait : « Ce ventre est celui d'Horus », et la malade était transformée en Horus, affranchi du mal de ventre ».

Amset, divinité à tête d'homme, gardien de l'estomac, était également fréquemment invoqué.

Sur la carie dentaire, les premiers documents qui nous soient parvenus sont beaucoup plus anciens encore. Une mâchoire fossile trouvée à Abbeville par Boucher de Perthes portait une dent profondément cariée.

D'innombrables auteurs ont décrit de tout temps ces deux affections. Ils en ont tracé les caractères cliniques, précisé les lésions, institué le traitement.

Mais ils paraissent, jusqu'au milieu du xix⁰ siècle, avoir toujours eu en vue, dans leurs descriptions, deux affections absolument indépendantes, n'ayant entre elles aucune relation, méritant d'être décrites et traitées à part.

Tout au plus accordait-on, et encore souvent avec réserves, une certaine valeur pathogénique à la défectuosité de la mastication dans la production de certaines dyspepsies et aux conséquences mécaniques et chimiques de ces mastications incomplètes. Il y a, sans doute, là une notion exacte, mais par trop simpliste, ainsi que nous essayerons de le démontrer dans l'étude de la pathogénie.

On n'avait pas, en effet, songé aux rapports bien autrement importants qu'il pouvait y avoir entre certains troubles gastriques et les suppurations interminables qui se produisent si fréquemment au niveau des dents en mauvais état.

En 1859, CHASSAIGNAC [1], le premier, signale la possibilité d'infection générale de l'organisme par la stagnation de produits putrides au niveau des muqueuses et de la muqueuse buccale en particulier. Il décrit alors la « *cachexie buccale* » survenant au cours de complications de la carie dentaire ou de fractures compliquées du maxillaire inférieur.

En 1865, RICHET [2] signale l'apparition d' « *intoxication putride* », c'est-à-dire de septicémie, à la suite des interventions sur la bouche ou de fractures

---

[1] CHASSAIGNAC. — Traité de la suppuration, 1859.
[2] RICHET. — *Bulletin de la Société de Chirurgie*, 1865.

du maxillaire, et en attribue surtout l'origine à la *déglutition* constante de produits purulents.

Un peu plus tard, LEJARS, dans une des ses *Leçons Cliniques Chirurgicales*, frappé de la production d'accidents infectieux graves, consécutifs aux lésions bucco-dentaires, crée l'expression de « *cache.vie dentaire* ».

Citons enfin le travail de SÉBILEAU [1], et nous aurons vu que ces auteurs se sont beaucoup plus attachés à la description des manifestations générales survenant au cours des suppurations prolongées de la bouche, qu'à celle des localisations gastriques les accompagnant ; ils ont également eu surtout en vue des formes de septicémies très graves d'emblée, souvent mortelles. Les formes que nous nous proposons d'étudier sont d'un pronostic généralement moins sombre et ordinairement curables, c'est ce qui en fait leur grand intérêt.

GALIPPE, en 1890, [2] attire l'attention sur les dangers de l'absorption constante de la suppuration chez les pyorrhéiques ; le premier il s'efforce de faire entrer dans la science cette notion des intoxications généralisées, provoquées par des gingivo-stomatites infectieuses, « notion, ajoute-t-il, pendant longtemps et encore aujourd'hui presque méconnue ».

En 1901, il signale encore ces troubles digestifs et, en 1903, à l'occasion de la présentation par P.

---

[1] SÉBILEAU, Différentes formes de septicémies buccales. *C. R. du Congrès international* de 1900.

[2] GALIPPE. — *Journal des Conn. médicales*, 1890.

FERRIER [1], d'un cas d'albuminurie nettement lié à un mauvais état de la bouche, il met une fois de plus en évidence la relation importante qu'il y a entre ce qu'il appelle la « gingivite arthro-dentaire infectieuse » et certaines affections autres que les affections gastriques : telles que albuminurie et diabète [2].

A partir de 1900, les effets généraux de la septicité bucco-dentaire sont à plusieurs reprises signalés par des auteurs américains (*Deutal-Cosmos*), plus spécialement par FITZGÉRALD (*Clérical Journal 1899*), par TALBOT, dans son livre sur la gingivite interstitielle, etc. : FITZGÉRALD (cité par TALBOT) rappelle la présence dans la cavité buccale du colibacille (VIGNAL, GRIMBERT et CHOQUET).

En 1901, paraît en Angleterre le premier travail complet et vraiment documenté sur la question qui nous occupe, travail qui paraît avoir passé presque complètement inaperçu, soit en France, soit en Allemagne, jusqu'en 1905.

WILLIAM HUNTER, dans son mémoire intitulé : « *Oral sepsis as a cause of* « *Septic gastritis* » « *Toxic neuritis* » *and other septic conditions* »[3],

---

[1] PAUL FERRIER.— Langue saburrale et albuminurie. *Société de Biologie, Séance du 20 juin 1903.*

[2] GALIPPE. — A propos des infections d'origine buccale. *Société de Biologie, Séance du 27 juin 1903.*

[3] WILLIAM HUNTER, loc. cit.

In *Practitioner*, décembre 1900.

— *Journal of British Dental Association*, 1901.

— *Deutal Cosmos, Items of Interest*, 1902.

— *Deutsche Zeitschrift für Zahnheilkunde*, 1905.

décrit en quelque sorte comme une entité morbide la *gastrite septique* liée aux affections buccales. Il en décrit l'origine, la marche et les complications, en se basant sur de très nombreuses observations personnelles, parmi lesquelles nous recueillerons quelques-unes des plus typiques. Il montre que les troubles digestifs se rencontrent non seulement *au cours de la pyorrhée alvéo-dentaire, mais aussi et le plus souvent à la suite de toutes les gingivo-stomatites suppurées*, et en particulier de celles qui sont en rapport avec la présence d'appareils de prothèse inamovibles et par conséquent plus difficilement accessibles dans leurs détails de structure, aux soins indispensables de propreté et d'hygiène.

Déjà, dès 1899, le docteur J. TELLIER montrait qu'il avait l'attention attirée de ce côté-là, consignant dans l'observation d'une malade venant consulter pour gingivo-stomavite suppurée, tout un ensemble de troubles marqués du côté du système digestif: anorexie, diarrhée fréquente, amaigrissement marqué, etc.[1]

En 1903, le même auteur fait paraître dans le *Lyon Médical*[2], en collaboration avec le docteur

---

[1] Cette observation a paru un an plus tard dans un travail de J. et C. TELLIER : Contribution à l'étude de l'anesthésie dans les opérations sur les dents. De l'éthérisation à dose dentaire, *Comptes rendus du Congrès international de Médecine*, 1900, et *Odontologie*, 1903 ; nous la publions à l'étude des formes cliniques (Obs. VII).

[2] JULIEN et CAMILLE TELLIER. — Contribution clinique à l'étude des septicémies d'origine bucco-dentaire. *Lyon Médical* et *Revue de Stomatologie*, 1903.

C. TELLIER, un travail dans lequel il relate certains cas de septicémie consécutive à l'existence de gingivo-stomatites et de complications d'affections dentaires. En dehors des cas graves habituellement bien connus et des cas bénins qu'on arrive à juguler assez facilement, ils insistent sur la fréquence relative des formes chroniques ou subaiguës, à pronostic immédiat peu sombre, mais pouvant néanmoins, à la longue, acquérir un degré d'extrême gravité. Ils concluent en insistant sur l'importance qu'il y a à ne pas envisager les infections buccales avec l'indifférence que l'on a habituellement pour elles, et à les traiter dès leur début si l'on veut éviter leurs complications parfois redoutables.

La même année, dans la thèse de leur élève SABATIER [1], ils apportent, à l'appui de leurs conclusions, un certain nombre d'observations cliniques personnelles des plus probantes, parmi lesquelles l'observation de 1899 à laquelle nous avons déjà fait allusion.

En 1906, nouveau travail [2], dans lequel l'auteur s'étonne, comme l'a fait aussi fort justement GALIPPE, « de voir à quel point inimaginable les conséquences de l'infection buccale sont ordinairement méconnues ». Il y a, dans cette étude, un ensemble

---

[1] SABATIER.— Contribution à l'Etude des septicémies d'origine bucco-dentaire. *Thèse de Lyon*, 1903.

[2] J. TELLIER. — La Septicité bucco-dentaire et ses conséquences. *Communication au Congrès de l'Association française pour l'avancement des Sciences*, 1906.

In *Odontologie*, 1906.

de considérations très intéressantes sur les modes de défense de l'organisme vis-à-vis des infections d'origine buccale, et un chapitre important sur les affections du tube digestif dont elles sont la cause.

Un an plus tard, en 1907 [1], ayant eu connaissance quelques années auparavant du mémoire de W. HUNTER [2], et rapprochant des cas qu'il y avait vu publiés nombre de ses observations cliniques personnelles, il est un des premiers en France à attirer fermement l'attention sur la gastrite d'origine buccale. Il développe donc ce chapitre encore peu connu de la pathologie de l'estomac, insistant moins, comme l'avait fait l'auteur anglais, sur les cas à grand fracas, à état général grave et à terminaison quelquefois fatale, que sur les cas à évolution plus torpide, à phénomènes stomacaux nettement prédominants et à guérison habituelle par le traitement local approprié.

En 1910 [3], publication d'une nouvelle observation très intéressante de septicémie chronique d'origine bucco-dentaire, s'étant accompagnée, en outre des phénomènes digestifs, de manifestations psychiques et asthéniques marquées. Nous n'insisterons pas, cette observation devant être publiée *in extenso* à l'étude des formes cliniques.

Pour être complet dans l'exposé de cet historique,

---

[1] J. TELLIER. — De la gastrite septique d'origine buccale. *Communication au Congrès de Stomatologie.* Paris, 1907.

[2] W. HUNTER. — Loc. cit.

[3] J. TELLIER et ANT. DURAND. — Septicémie chronique d'origine bucco-dentaire, *Province dentaire*, janvier 1910. (Observation VI de notre mémoire).

nous devons encore citer un article de E. DUNO-
GIER [1], où l'auteur émet des conclusions semblables
aux nôtres. Il croit, ajoute-t-il, être le premier à
avoir entrevu et signalé « l'état cachectique des
sujets atteints de suppurations buccales et la transformation qui s'opère chez ces malades après la
guérison de leurs affections bucco-dentaires ».

Il est juste, nous semble-t-il, d'attribuer ce droit
de priorité à GALIPPE. Quoi qu'il en soit, ajoutons
qu'il signale, dans son travail, le mémoire de W.
HUNTER, lu dans la « *British Deutal Association
Review* ». Il signale également les observations de
P. FERRIER, dont nous avons déjà parlé.

Mentionnons enfin, en terminant, le travail de H.
FERRÉ [2], dans lequel l'auteur conclut à l'existence
possible de rapport de causalité entre les infections
buccales et certaines maladies générales, telles que
rhumatisme articulaire, diabète, nombre d'affections
pulmonaires, etc., et nous aurons ainsi énuméré
toutes les principales publications parues, tant en
France qu'à l'étranger, sur la question très vaste des
infections d'origine bucco-dentaire en général, et
sur le sujet plus intéressant encore de la localisation
gastrique de ces infections.

---

[1] E. DUNOGIER. — De l'antisepsie buccale, 1905.

[2] H. FERRÉ. — De certaines infections secondaires d'origine
buccale. *Thèse de Paris*, 1905-1906.

Etiologie

Ce chapitre de l'étude des causes nous retiendra peu. Toutes les suppurations à évolution chronique de la cavité buccale sont capables d'entraîner la production d'états gastriques plus ou moins bien caractérisés, mais dont l'existence n'en est pas moins nettement en rapport avec l'évolution de ces suppurations ; nous en apporterons la preuve dans la disparition des phénomènes observés après l'application du traitement rationnel.

La cause la plus fréquemment observée des suppurations chroniques de la cavité buccale est la *polyarthrite infectieuse* ou *pyorrhée alvéolo-dentaire*.

Toutes les lésions infectieuses de la région gingivo-dentaire peuvent s'accompagner de suppurations chroniques (accidents liés à l'évolution de la dent de sagesse, complications de la carie dentaire, périodontite, abcès alvéolaires, infections gingivales ou péricémentaires si communes autour des dents ou des chicots cariés, autour des racines coupées au ras des gencives), être favorisées par la présence d'appareils de prothèse mal ajustés ou malpropres, être causées par l'existence d'obturations métalliques défectueuses, de travaux à pont inamovibles ne permettant pas une désinfection parfaite de la gencive.

De plus, toutes les variétés de gingivites sont susceptibles de produire à la longue des lésions secondaires, soit locales, soit à distance. La gingivite d'origine tartrique, la gingivite ulcéro-membraneuse, les gingivites toxiques, soit localisées, soit sous la forme de gingivo-stomatites, créent un état de septicité de la bouche, susceptible de retentir à la longue sur l'état général tout entier.

Nous ne citerons que pour mémoire toutes les autres variétés de gingivo-stomatites, dont l'existence est due à des causes externes (abus du tabac, de substances irritantes quelconques introduites directement dans la cavité buccale, etc.).

Tout en attirant l'attention sur les conséquences de ces différentes causes de sepsie buccale, notre intention sera surtout de décrire les conséquences possibles de la septicité de la bouche, liées spécialement aux lésions infectieuses de la région gingivo-dentaire proprement dite et que nous avons énumérées déjà il y a un instant.

Dans quelles proportions observe-t-on les troubles gastriques chez les pyorrhéiques ? Il est impossible de le dire, pour des causes diverses ; mais on peut affirmer avec la clinique, que des affections stomacales, ayant résisté longtemps à tous les traitements institués, ont pu rétrocéder et disparaître réellement à la suite du traitement de la pyorrhée alvéolodentaire.

Il est juste, néanmoins, d'observer que bon nombre de pyorrhéiques ne signalent aucun accident du côté de l'estomac ; nous essayerons, dans l'exposé de la pathogénie, de démêler la complexité du problème, en étudiant le rôle qu'il faut faire jouer d'une part à la plus ou moins grande virulence des germes, d'autre part au degré de plus ou moins grande stabilité de l'équilibre biologique, degré basé sur des raisons d'immunité naturelle, qui ne sont encore qu'incomplètement élucidées.

Pathogénie

Au cours de ce chapitre, après un exposé rapide
de quelques théories proposées, après la discussion
de la théorie mécanique jusqu'ici admise comme
classique, nous insisterons particulièrement sur la
théorie pathogénique infectieuse : Etude des éléments
d'attaque (polymicrobisme buccal), étude des moyens
de défense (immunité locale, immunité générale),
étude enfin, après la défaite de l'organisme, des
deux principaux modes d'infection : infection locale,
par pyophagie (W. HUNTER) ; infection à distance,
par septicémie (J. TELLIER) : tel sera, à grands
traits, le plan que nous suivrons au cours de notre
développement.

Fréquemment, les troubles digestifs et dentaires
coexistants sont attribués à un mauvais état général

se faisant sentir concomittamment sur l'estomac et le système de la dentition ; cette façon de voir ne nous arrêtera pas ; il est bien évident que, dans certains cas, on pourra rencontrer d'une part ce mauvais état gastrique et cet état buccal particulier, d'autre part un état général incriminable ; mais ce sera l'exception dans les cas que nous voulons étudier ; de plus, nous semble-t-il, on n'a eu que trop de tendance, il y a quelques années, à mettre sur le compte des diathèses (arthritisme, nervosisme, etc., etc.), tout un ensemble de phénomènes pathologiques difficilement explicables, pour que nous nous attardions longuement à réfuter cette façon de voir.

Le plus ordinairement, et c'est là la théorie classique, les troubles de la digestion que nous étudions sont attribués à une *mastication défectueuse*. Par suite de cette insuffisance de la mastication, résultant de la présence de caries multiples avec leurs complications (abcès, fistules, destruction des couronnes, douleurs, etc.), l'insalivation et le broyage des aliments, premiers temps de la digestion, s'opèrent mal. Les aliments pénètrent dans la poche stomacale mal préparés au brassage mécanique du muscle et à la désagrégation chimique du suc gastrique. Il s'en suit, dès lors, une augmentation du travail physiologique de l'estomac, aboutissant à la fatigue, puis aux douleurs et à l'ensemble de symptômes que l'on a coutume de comprendre sous le nom de mauvaise digestion.

Cette explication paraîtrait dès l'abord suffisante ; elle est admissible dans un certain nombre de cas ne s'accompagnant pas de troubles digestifs très marqués, mais le plus souvent elle est très loin de satisfaire pleinement l'esprit.

Ne voit-on pas, en effet, tous les jours, de vieux édentés, présentant une mastication alimentaire des plus défectueuses, n'avoir pas moins, pour cela, des digestions excellentes ? A cette objection, on nous a opposé certains cas de vieux malades venant consulter pour cancer, qui furent notablement améliorés et même guéris par la pose d'un appareil de prothèse.

Il aurait été intéressant de savoir s'il n'existait pas, en même temps, quelque foyer infectieux buccal dont le tarissement eut singulièrement facilité et complété l'action indiscutable d'une mastication meilleure (nous verrons que l'état de cachexie plus ou moins avancé de certains de nos malades a souvent fait penser à la possibilité de néoplasme), intéressant aussi de surveiller par la suite l'évolution de l'affection gastrique (nous connaissons bien aujourd'hui, et ceci n'est pas fait pour diminuer la complexité de cette pathogénie, les rapports qui existent entre les cancers du tube digestif en général et la pyorrhée alvéolo-dentaire. Nous y reviendrons d'ailleurs dans un instant).

Il existe une autre objection (et celle-là nous paraît décisive), à la théorie pathogénique mécanique.

W. HUNTER a présenté, dans ses observations, et J. TELLIER a observé « pour ainsi dire chaque jour des malades atteints de pyorrhée alvéolo-dentaire, chez qui la disparition seule de la suppuration amène une amélioration notable de la digestion, *bien avant que la consolidation des dents permette une meilleure mastication*, et surtout, fait plus probant encore, des patients présentant des troubles digestifs marqués, des caries dentaires multiples, avec suppurations péri-radiculaires, racines fistulisées et gingivite plus ou moins généralisée, chez lesquels on pratique les extractions nécessaires, les obturations indiquées après désinfection de la bouche et chez lesquels, dix ou quinze jours après, *on note la disparition des symptômes stomacaux, avant cicatrisation complète des plaies au niveau des extractions, avant par conséquent que l'état des gencives permette une mastication moins défectueuse[1] »*.

Il serait inutile d'ajouter quoi que ce soit à un tel argument, si certains défenseurs de la théorie mécanique n'étaient allés jusqu'à objecter, dans ce cas, l'action probable réflexe, due au traumatisme dentaire, ayant pour voie centripète le trijumeau, pour voie centrifuge le pneumogastrique et se faisant sentir à distance sur les fonctions digestives, action en tous points analogue à celle obtenue sur des affections variées par simples cautérisations ignées de points définis des fosses nasales. On connaît, en effet, pour n'en citer qu'un, le résultat intéressant obtenu par DIEULAFOY et BONNIER, dans le traitement de certaines entéralgies rebelles par de simples cautéri-

---

[1] J. TELLIER. *In* De la gastrite septique d'origine buccale, *loc cit.*

sations de la partie postérieure des cornets. Cette analogie demanderait à être démontrée ; aussi, nous nous contenterons de répondre qu'après tout la chose n'est pas impossible, que c'est une hypothèse fort séduisante, sur laquelle, espérons-le, tôt ou tard, le jour sera fait, mais à laquelle nous pourrions appliquer, pour l'instant, ce mot de M. Poincaré : « Les hypothèses scientifiques ne sont pas vraies, elles sont commodes ».

Voyons maintenant quelle est la valeur de la théorie pathogénique infectieuse.

Dès 1890, GALIPPE avait affirmé « qu'on n'absorbe pas impunément, pendant des années, une sécrétion aussi infectieuse que celle produite par la pyorrhée alvéolo-dentaire [1] ».

« Aucun médecin, dit W. HUNTER, ne voudrait admettre qu'un patient, porteur d'un ulcère infecté du bras, passe son temps à le « *sucer* » continuellement ; pourtant, c'est ce qu'il fait en laissant son patient ingérer constamment les produits morbides de l'infection buccale »[2].

M. BOUVERET a noté comme cause de développement et de ténacité d'une inflammation chronique de l'estomac, le mauvais état de la bouche entraî-

---

[1] GALIPPE. *Loc. cit.*

[2] W. HUNTER.— *In Journal of the British dental association.* loc. cit.

nant « une mastication nécessairement très imparfaite et l'ingestion avec les aliments de produits putrides, deux conditions très propres à troubler la digestion et à irriter la muqueuse gastrique »[1].

M. A. CADE, tout récemment, ne manque pas de signaler également comme cause des gastrites, avec la gêne de la mastication, « l'état d'infection chronique de la bouche et consécutivement de la cavité gastrique qu'il entretient »[2].

Malgré le témoignage de maîtres aussi autorisés, il nous a semblé nécessaire de revenir encore avec insistance sur ce rôle pathogénique infectieux, « notion datant déjà de plusieurs années, mais difficile à faire accepter ». Notre maître, le docteur J. TELLIER, a dit quelque part, et nous le pensons avec lui, « qu'il est des clous sur lesquels il faut frapper fort et souvent pour les enfoncer. »

Par quoi, tout d'abord, au cours de ces infections, *l'élément d'attaque* est-il constitué ? Par le *polymicrobisme buccal*, nul ne l'ignore.

Cette notion nous est bien acquise depuis les travaux de PASTEUR, ROUX et CHAMBERLAND, GALIPPE et VIGNAL[3], WIDAL et BESANÇON,

---

[1] BOUVERET. — Traité des maladies de l'Estomac.

[2] A. CADE. — Précis des maladies de l'Estomac et de l'Intestin, 1910.

[3] GALIPPE et VIGNAL. — Note sur les micro-organismes de la carie dentaire. *C. R. de la Société de Biologie*. 1880, n° 11.

MILLER [1], VINCENT, etc., et pour ce qui concerne plus spécialement la carie dentaire, depuis UNTERWOOD et MILES[2], GALIPPE, MILLER, GOADBY [3], ARKÖVY [4], VINCENTINI [5], CHOQUET [6], etc. ; encore cette énumération ne peut-elle être que bien incomplète.

Il résulte, on le sait, des travaux de tous ces auteurs, qu'il se trouve ordinairement dans la bouche des espèces microbiennes non pathogènes (bacterium termo, bacillus subtilis, bacillus amylobacter, leptothrix buccalis, etc.), et des espèces pathogènes (streptocoque, staphylocoque, bacille fusiforme

---

[1] MILLER. — *Arch. f. expér. Path. et Pharm.* Bd xvi.— Ueber die Caries der Zaehne, Berlin, 1884, et *Deutsche medizin. Wochenschrift*, 1884.

[2] UNTERWOOD et MILES. — An investigation into the effects of organisms upon the teeth and alvéolar portion of the jaws, *Trans. of. the Int. med, cong.* — London, 1881, p. 523.

— On the influence of micro-organisms in the production of caries. *Trans. of. the odont. soc. of. Great Brit.* Vol. xvi, page 222, 1884.

[3] GOADBY. — Micro-organisms in dental caries. *Trans. of the odont Society,* June, 1899.

— Some points in the ætiology of dental caries. *Journal of the Brith. Dent. assoc.* oct. 1901.

[4] ARKÖVY. Experimentelle Untersuchungen über Gangraen an der Zahnpulpa und Wundgangraen, in *Centralblatt f. Bakt,* 1893, p. 917 ; ibid., p. 962.

— Ueber Bacillus gangr. pulpœ, in *Central. f. Bakt,* 1901, xxix, n• 19, p. 745, 5 juin.

[5] VINCENTINI. — Bacteria of the sputa and Cryptogamic, flora of the mouth from the « *Attidella R. Academia medicochirurgica di Napoli* ». Londres. 1897.

[6] CHOQUET. — Notes sur quelques microbes de la Carie dentaire. *Congrès dentaire,* 1900.

associé au spirille de Vincent, b. pseudo-diphtéri-
tique, pneumocoque, entérocoque, bacille de Koch,
coli-bacille, etc., etc. Disons en passant que ce dernier peut être la « cause d'un grand nombre de
maladies humaines... d'infections septicémiques, présentant l'allure de la fièvre typhoïde, de diarrhées,
etc. » (BESSON), celà, sous les influences qui aug-
mentent habituellement la virulence des hôtes habituels de la cavité buccale.

Mais notre intention n'est pas d'étudier ici la longue
liste des microbes pathogènes ou saprophytes qui pul-
lulent dans la cavité buccale à l'état normal. Nous
renverrons pour plus de détails aux auteurs que nous
avons cités, aux traités de GAILLARD et NOGUÉ[1],
de A. BESSON[2], à la thèse de SABATIER[3], et à un
travail récent de A. ROCHAIX[4].

Ajoutons seulement qu'à l'état normal, la plupart
de ces espèces vivent dans la bouche, à l'état de
saprophytes, incapables d'action nuisible sur les
différents tissus et sur l'organisme. Nous verrons
plus loin comment, par suite du fléchissement de
tel ou tel élément de défense, comment, par suite de
modifications dans la concurrence vitale de ces éléments microbiens, pourra s'opérer la pathogénisation
de certains d'entre eux.

---

[1] GAILLARD et NOGUÉ.—Traité de stomatologie (2e *fascicule*).
[2] A. BESSON. — Bactériologie de la bouche et des dents.
[3] SABATIER. — Loc. cit.
[4] A. ROCHAIX. — Les micro-organismes de la carie dentaire,
Province dentaire, avril 1910.

Ceci nous amène à l'étude des *éléments de défense*, à l'étude des facteurs d'immunité de l'estomac et de l'organisme entier contre cette menace permanente.

L'ensemble de la défense de l'estomac, soit par ses propres moyens, soit par les organes qui lui sont sus-jacents, constitue l'*immunité locale* ; l'*immunité générale* sera constituée par les moyens de défense mis en jeu, par les produits figurés ou solubles en suspension dans la circulation (rôle des phagocytes, rôle des antitoxines, des alexines, etc.).

Dans l'étude de l'*immunité locale*, la première barrière que nous rencontrions dans la cavité buccale, opposant une première résistance, résistance passive, il est vrai, aux éléments microbiens, est l'*épithélium buccal*. Cet épithélium du type pavimenteux a comme propriété principale son état continuel de desquamation. Les micro-organismes auront pu pénétrer à son intérieur, mais par suite de l'élimination constante de fines lamelles superficielles de cet épithélium, ils n'auront pu pénétrer plus avant, auront été entraînés et détruits.

On a attribué à la *salive* un rôle beaucoup plus important. FLORIAN et SANARELLI, HUGEN-SCHMIDT [1], MILLS [2], MILLER [3], ont bien étudié la

---

[1] HUGENSCHMIDT. — Etude expérimentale des divers procédés de défense de la cavité buccale contre l'invasion des germes pathogènes. *Thèse de Paris*, 1896.

[2] A. MILLS. — Action de la salive et du suc gastrique sur les bactéries. *Bruxelles*, 1896.

[3] MILLER. — Loc. cit.

— Die Mikroorganismen der Mundhochle. *Leipzig*, 1892.

valeur du rôle défensif attribué à cette sécrétion. SANARELLI lui faisait jouer un rôle antiseptique et bactéricide. MILLER, dans ses conclusions, lui refuse ce rôle : elle agirait pour lui en diluant les toxines, en agglutinant les bactéries et en les entraînant dans la cavité stomacale. (Nous aurons à rechercher, dans un instant, ce qu'elles y deviennent et si elles ne sont pas susceptibles d'y produire, dans des conditions données, des lésions intéressantes à connaître, au lieu, comme certains l'ont voulu, d'y être détruites par le suc gastrique). Pour HUGEN-SCHMIDT, la phagocytose serait « favorisée d'une façon toute spéciale, grâce à la constance de l'attraction exercée sur les leucocytes par les produits microbiens présents dissous dans la salive ». (Chimiotactisme positif de la salive).

Le rôle bactéricide important, attribué à la salive autrefois, est donc fortement contesté aujourd'hui. Tout au plus lui attribue-t-on, soit un rôle purement mécanique (MILLER), soit un rôle adjuvant d'une fonction plus importante : la phagocytose. (HUGEN-SCHMIDT).

Quels éléments de résistance les micro-organismes vont-ils trouver à vaincre au niveau de l'estomac, lorsqu'ayant échappé à la destruction dans la cavité buccale (ce qui est la règle dans les cas de suppurations notables), ils y ont été précipités avec la salive ?

Comme à cette dernière, on avait attribué au *suc gastrique* une action bactéricide ; cette action, comme l'ont montré les expériences de GROSS[1], est

---

[1] GROSS. — Cité dans la thèse de H. FERRÉ.

bien illusoire. On a voulu objecter à la théorie de HUNTER (infection locale de l'estomac par pyophagie, théorie que nous développerons plus loin), le rôle bactéricide du suc gastrique sur les micro-organismes ingérés ; mais on sait que ce rôle n'est réel qu'à condition que l'acidité du suc soit considérable, c'est-à-dire seulement quelques heures après le repas ; or, pendant les intervalles, cette acidité est très peu marquée. De plus, il convient de rappeler ici que GROSS, que nous venons de citer, a constaté expérimentalement que « le suc gastrique additionné de muco-pus, perd ses propriétés digestives dans une notable proportion ; la quantité d'acide chlorhydrique y est alors considérablement diminuée ».

L'action défensive du suc gastrique contre les bactéries est donc bien minime dans les cas pathologiques qui nous occupent.

Faut-il faire jouer un rôle plus important au *mucus gastrique*, que l'on a quelquefois considéré comme un isolateur de quelque valeur ? Une réponse négative s'imposera, lorsqu'on pensera à l'existence de gastrites phlegmoneuses, preuve irréfutable que la muqueuse peut être directement attaquée et envahie par les micro-organismes de la suppuration.

Epithélium buccal et salive, suc et mucus gastrique, tels sont les éléments constituants de la défense locale ; nous pensons en avoir montré la valeur respective.

Quels sont maintenant les éléments d'*immunité générale* ?

L'appareil lymphoïdo-ganglionnaire d'abord. Latéralement les amygdales palatines, en haut l'amygdale pharyngienne de Luschka, en arrière, sur la base de la langue, de volumineux amas de follicules clos: à cet ensemble de formations, on a donné le nom de grand cercle lymphatique de Waldeyer.

Dès qu'une infection menace, aussitôt se fait sentir sur les leucocytes, très abondants en ces points, une force d'attraction irrésistible. La présence des bactéries est le point de départ de cette action et, comme le veut HUGENSCHMIDT, la dilution que la salive fait subir à leurs toxines, serait un puissant adjuvant de cette attraction. Alors s'opère, au niveau des organes lymphoïdes, touchés par la dilution, une forte congestion, puis un apport incessamment renouvelé de globules blancs qui, allant englober et détruire les micro-organismes, parachèvent ainsi le phénomène de la *phagocytose*, énoncé par METCII-NIKOFF. Il convient de rappeler ici les travaux parus depuis peu et établissant que l'acte phagocytaire peut être favorisé par certaines substances humorales qui préparent les microbes à être mieux digérés par les leucocytes: ces substances sont les *opsonines*, de WRIGHT (ὀψονεῖν, préparer) [1].

A côté du rôle défensif des globules blancs, on sait qu'il existe dans le sang, à l'état normal, des

---

[1] RENÉ GAULTIER.— Les opsonines et la thérapeutique opsonisante, par les vaccins de Wright, 1909.

substances qui sont capables de préserver jusqu'à un certain point contre l'invasion des micro-organismes pathogènes : ce sont, ou bien des contre-poisons neutralisant les toxines, *antitoxines*, ou bien des substances qui, sans action sur les produits des bactéries, détruisent ou affaiblissent les bactéries elles-mêmes : nous voulons parler des *alexines*.

Pour en terminer avec cette esquisse de l'immunité générale, il nous reste à signaler les ressources de défense que trouve l'organisme dans la *concurrence vitale des microbes*. Disons tout d'abord qu'il se peut que celle-ci ait quelque analogie avec les réactions précédentes, et en particulier avec la phagocytose, en vertu de diastases encore inconnues, sécrétées par les bactéries pour leur défense propre et dont le mode d'action rappellerait celui des opsonines.

Dans la pathologie de la bouche, cette concurrence vitale a fait l'objet d'études intéressantes, en particulier de la part de MILLER (de Berlin), déjà cité, aux conclusions duquel se sont ralliés KIRK, en Amérique, FREY, en France. Si nous citons ces travaux, c'est que nous verrons bientôt la notion de la concurrence vitale des microbes être mise à profit, en France, par FREY et DE NÉVREZÉ [1] dans la thérapeuthique buccale ; depuis longtemps déjà, elle était à la base d'une thérapeutique intestinale.

Après ces considérations sur l'immunité, on com-

---

[1] L. FREY et DE NÉVREZÉ. — Contribution à l'étude des ferments et en particulier du ferment lactique dans la thérapeutique buccale.
Odontologie, décembre 1909.

prendra que certains sujets, porteurs de dentition en mauvais état, puissent, du fait de cette immunité, grâce à des réactions humorales suffisantes, lutter contre l'infection, se maintenir en état d'équilibre biologique normal et ne présenter que peu ou pas de troubles digestifs. Par contre, chez certains sujets ne présentant pas les conditions de défense voulues, l'infection se produira.

Il est bien difficile, en l'état actuel de la science, d'expliquer le mécanisme intime par lequel l'*équilibre biologique normal* venant à se rompre spontanément, les micro-organismes de la cavité buccale sont susceptibles d'engendrer telle ou telle maladie générale. C'est là la preuve que nos moyens d'investigation sont encore insuffisants pour découvrir le mécanisme intime d'un certain nombre de processus pathologiques ; mais cela ne doit pas nous empêcher d'ouvrir les yeux sur un ensemble de faits cliniques et de constater que bon nombre de maladies générales et infectieuses, que pas mal d'affections gastriques mal définies, puisent leurs agents pathogènes dans la cavité buccale.

Peut-être, à tous les facteurs que nous avons étudiés, s'ajoute-t-il des conditions inhérentes à notre organisme et que nous ne pouvons encore déceler, peut-être des altérations humorales encore insaisissables préparent-elles un terrain favorable à l'infection microbienne, peut-être, enfin, certains phénomènes cosmiques, « les Éléments, lesquelz nature a establis semences premières des choses... » ne sont-ils pas aussi étrangers que nous le pensons à l'évo-

lution de ces processus. Rappelons, en terminant
cette digression, toute l'importance, exagérée il est
vrai, qu'attachaient les anciens à ces influences, lorsqu'ils écrivaient : « La plus grand part des médecins
ont estably les racines de ces merveilles de la victoire
du froid, de l'humide, du chaud et du sec quand ils
sont assemblez ensemble ; et toutes les expériences
qu'ils ont mises en avant, ils les soustiennent être
composées d'iceux et croyent qu'on en peut trouver
aussi les causes en iceux mesmes[1] ».

Quoi qu'il en soit, sous quelqu'influence que s'o-
père la rupture de l'équilibre biologique normal,
l'infection s'établit. Voyons maintenant par quel
mécanisme.

Elle pourra se produire, soit par action directe et
locale des produits putrides ingérés, sur la muqueuse
gastrique (W. HUNTER), soit par irruption de ces
produits ou de leurs sécrétions dans le torrent cir-
culatoire et production secondaire de troubles gastriques, avec phénomènes d'ordre général plus ou
moins graves (J. TELLIER).

Depuis longtemps déjà, MAX STOLL avait entrevu
le rôle important joué en pathologie gastrique par la
déglutition des produits purulents de provenance

---

[1] J.-B. PORTA. Neapolitain. — La magie naturelle qui est les
secrets et miracles de nature. 1571, *Édit. princeps, feuillet 6, p.* a.

buccale, lorsqu'il faisait entrer dans l'énumération des facteurs étiologiques des gastrites l'«âcre putride avalé[1] ».

Pour W. HUNTER, donc, l'infection se produit par pyophagie, par déglutition constante de micro-organismes ou de leurs produits de sécrétion, en un mot, par *infection locale* de la muqueuse gastrique, par inoculation directe à son niveau. Pour cet auteur, il s'agit d'une véritable *gastrite septique*, causée par les produits infectieux déversés directement de la cavité buccale dans la cavité stomacale. Nous avons déjà vu quelle objection avait été faite à la théorie de HUNTER, à propos de l'étude de l'action bactéricide du suc gastrique; nous l'avons reconnue mal fondée, nous n'y reviendrons pas.

Nous croyons intéressant de signaler ici, en passant, un certain nombre de travaux publiés sur différentes affections du tractus intestinal dues à des suppurations buccales ou rhino-pharyngées. L'analogie que nous découvrons entre elles et l'affection spéciale qui nous occupe, vient parfaitement à l'appui de nos conclusions.

HANS WEBER[2] a noté des rapports intimes entre certaines affections buccales, certaines angines en particulier, et l'appendicite.

LANDOLT,[3] en 1901, a bien étudié les dyspepsies

---

[1] A. LUTON.— *In Dictionnaire de Dechambre*. Estomac, *pages* 191-192.

[2] HANS WEBER.— In *Münchener méd. Wochensch*, 30 décembre 1902. *Société Médic. des Hôpitaux*, 1902-1903.

[3] LANDOLT. — Thèse de Paris, 1901.

secondaires aux maladies du nez et du rhino-pharynx.

MOLIÈRE[1], de Lyon, après avoir insisté sur l'importance de l'examen systématique de la bouche et du pharynx au cours des affections gastriques, montre quelle relation très nette existe entre certaines de ces affections et certaines inflammations chroniques intéressant la vaste nappe lymphoïde du rhino-pharynx.

CAUZARD[2] également a attiré l'attention sur les troubles dyspeptiques de certains adénoïdiens et de certains ozéneux.

Notre maître, M. le professeur-adjoint LANNOIS, nous a enfin signalé trois cas très nets d'appendicite, dont la cause avait dû être nettement rapportée à des suppurations chroniques de la région gingivo-dentaire, tous les symptômes ayant cédé, pour ne jamais reparaître après un traitement buccal approprié. Ces cas sont à rapprocher de ceux que cite GROC dans sa thèse et d'un cas d'appendicite survenu chez un médecin observé par le professeur JABOULAY, et dont l'apparition fut rattachée par lui à l'existence d'accidents infectieux au niveau d'une dent de sagesse supérieure.

Quand nous aurons rappelé la relation que

---

[1] MOLIÈRE. — Rhino-pharynx et dyspepsie. — *Revue des maladies de la Nutrition*, septembre 1909.

[2] CAUZARD. — Troubles gastro-intestinaux d'origine nasale et naso-pharyngée. — *Revue des maladies de la Nutrition*, octobre 1909.

LEBEDINSKY[1] a signalée entre certaines pyophagies chroniques et certaines affections cancéreuses du tube digestif, nous pourrons dire que de quelques points que viennent la suppuration : du nez, du pharynx ou de la bouche, il est incontestable qu'elle produit les mêmes effets désastreux sur les différents points du tractus intestinal. Si l'estomac est celui de ces points le plus souvent touché, c'est qu'il est le premier relai, sur le trajet, où se fasse une stagnation prolongée des produits putrides.

Tout en admettant cette façon de voir de HUNTER, nous admettrions plus volontiers, avec J. TELLIER, une théorie pathogénique d'*infection générale par voie sanguine et lymphatique*. Les produits purulents ou plutôt leurs éléments solubles, les toxines microbiennes, seraient absorbés par cette voie, soit au niveau de la muqueuse buccale, soit au cours de leur cheminement à travers les voies digestives. Il s'agirait alors d'une véritable auto-intoxication générale atténuée, se manifestant d'abord et surtout par des phénomènes digestifs.

Mais c'est là une question de doctrine peu importante, puisque dans les deux cas il y a infection indiscutable et que, par conséquent, le traitement est le même. Que la gastrite soit primitive, comme le veut HUNTER, qu'elle soit, comme nous l'admettons,

---

[1] LEBEDINSKY. — Influence du système dentaire sur l'état général. — *Archives de Stomatologie*, juillet 1910.

secondaire à une intoxication générale atténuée, il n'en est pas moins vrai que la gastrite une fois constituée s'accompagne d'autres troubles généraux nombreux, relevant de l'intoxication. Il n'est pas rare, en effet, et on s'en convaincra à la lecture de nos observations et de celles de HUNTER, de rencontrer chez ces malades, à la suite de la septicité buccale, d'autres troubles, conséquence directe de l'absorption par voie sanguine des éléments toxi-infectieux, tels que coloration jaunâtre de la peau de la face, teinte subictérique des conjonctives, maux de tête, anorexie.

On pourra évidemment, plus loin, nous objecter l'absence d'analyse de sang, dans les cas que nous citons. Il eut été, certes, très intéressant d'avoir des données précises sur les variations de ses éléments figurés et sur la présence à son intérieur de micro-organismes de la suppuration ou de leurs toxines. Nous reconnaissons cette lacune, mais on conviendra de la difficulté d'une telle recherche chez des malades qui ne présentent, en somme, pas un état très grave et qui, par conséquent, ne sont que peu disposés à accepter des recherches dont ils ne sont pas à même d'entrevoir l'utilité immédiate.

Il est, croyons-nous, digne d'intérêt de citer encore ici, comme nous l'avons fait au paragraphe précédent, un certain nombre de travaux qui, par voie d'analogie, viennent à l'appui de ce que nous avançons.

P. FERRIER[1], cite le cas d'un jeune homme de

---

[1] P. FERRIER. — Loc. cit.

21 ans, présentant au niveau de la langue et des gencives, un enduit saburral de couleur blanche. Il existait, en même temps, de la stomatite et de la fétidité de l'haleine. Dans la bouche, quelques dents malades ; difficulté des soins dans un milieu aussi infectieux. En même temps que cet état infectieux buccal existait chez ce malade, depuis six ans une albuminurie persistante. On obtient de lui une hygiène buccale plus soutenue ; après huit jours, on est surpris de voir disparaître l'albumine. La contre-épreuve est faite, l'albuminurie reparaît. Le malade se traite à nouveau et guérit. Pour FERRIER, il n'y avait plus de doute : on avait bien affaire à une auto-intoxication d'origine buccale ayant frappé le rein et se manifestant par de l'albuminurie.

GALIPPE [1] signale le cas d'un malade du professeur Bouchard, qui succomba au cours d'une néphrite aiguë occasionnée par une stomatite septique des plus graves. En 1903, à la suite d'une communication parue à la *Société de Dermatologie et de Syphiligraphie* sur l'étiologie du scorbut, le même auteur insiste sur les phénomènes infectieux secondaires déterminés par cette maladie, plus généralement connue sous le nom de *Pyorrhea alveolaris,* qu'il a appelée lui-même gingivite arthro-dentaire infectieuse. « Ces phénomènes infectieux, dit-il, que j'ai rapportés surtout à la déglutition constante d'une salive virulente et toxique renfermant un grand nombre de parasites nocifs, retentissent, suivant les

---

[1] GALIPPE. — Loc. cit. *Société de Biologie*, 1903.

sujets, sur les organes digestifs et respiratoires, sur le foie, sur les reins ; parfois ils déterminent une intoxication généralisée pouvant se terminer par une endocardite d'origine septique à marche rapide et à terminaison fatale ». Suivent ensuite une série de considérations intéressantes sur le diabète ; disons en passant, qu'au lieu de considérer la pyorrhée alvéolo-dentaire comme une complication de la glycosurie, GALIPPE conclut à l'inverse : c'est-à-dire que, pour lui, la pyorrhée est la cause efficiente du diabète, au moins dans certaines formes. Mais nous ne pouvons nous appesantir plus longuement sur cette question qui sort du cadre de notre sujet ; signalons seulement les réflexions intéressantes qu'elle suggère sur le rôle possible de la pyorrhée alvéolo-dentaire dans certains cas signalés de contagiosité maritale du diabète.

L. GALLAVARDIN et V. CORDIER [1] ont publié tout récemment une observation très nette de néphrite aiguë liée à une intoxication ayant pour point de départ une stomatite aphteuse. Ce cas est à rapprocher de celui de FERRIER.

AUFRECHT [2] a été amené à conclure que le bacille de Koch pénètre dans la bouche, végète sur la surface de l'amygdale ou dans les dents cariées, sans déterminer aucune lésion locale ; puis il pénètre, à ce

---

[1] L. GALLAVARDIN et V. CORDIER. — La stomatite aphteuse comme cause de la néphrite aiguë. *Prov. médicale*, 30 juillet 1910.

[2] AUFRECHT cité par J. TELLIER. — In Septicité buccodentaire et ses conséquences, 1906. Loc. cit.

niveau, dans la circulation générale et va se fixer dans le poumon. La tuberculose pulmonaire serait donc, pour AUFRECHT, une infection de plus à porte d'entrée buccale.

Rappelons enfin, rapidement, les travaux de BESANÇON et GRIFFON et leurs conclusions tendant à démontrer que la pneumonie est souvent engendrée par le pneumocoque salivaire ; la thèse de WERMEILLE [1], sur la relation qui existe entre les complications broncho-pulmonnaires de la rougeole et le mauvais état de la bouche ; deux cas signalés par RICKMANN, de suppurations pleurales en rapport avec la suppuration alvéolaire ; deux cas de R.-J. GODLEC, d'empyème de la cavité pleurale en rapport avec la pyorrhée alvéolo-dentaire ; un cas de bronchite fétide signalée à nous par le docteur MOUISSET ; certains cas de gangrène pulmonaire relatés dans la thèse de H. FERRÉ [2] ; plusieurs cas d'appendicite et autres troubles gastriques signalés par les professeurs agrégés NOVÉ-JOSSERAND et BÉRARD, dans la thèse de leur élève GROC [3]; enfin les deux cas de LEBEDINSKY [4], de cancer du tube digestif.

Il résulte de tous les travaux que nous venons de citer à l'appui de nos conclusions, que les éléments du polymicrobisme buccal, ayant triomphé de la résistance de l'organisme, peuvent, après être

---

[1] WERMEILLE. — *Thèse de Paris*, 1894.
[2] H. FERRÉ. — Loc. cit.
[3] GROC. — *Thèse de Lyon*, 1905.
[4] LEBEDINSKY. — Loc. cit.

devenus virulents, s'ils ne l'étaient déjà, passer dans
les voies lymphatiques et sanguines, soit au niveau
de la muqueuse buccale, soit au niveau de la
muqueuse gastrite, et par suite produire sur les
organes les plus divers, et spécialement sur l'estomac, la gamme la plus variée des phénomènes
d'intoxication lente par septicémie.

Symptômatologie

Les cas sont nombreux où les symptômes d'intoxication, quoique existant d'une façon appréciable,
n'atteignent cependant pas un degré d'acuité suffisant
pour attirer spécialement l'attention sur l'état général ou sur l'organe plus ou moins intéressé à distance.

On a alors affaire, dans les localisations gastriques
qui nous occupent, à des malades porteurs de polyarthrite alvéolo-dentaire suppurée, remontant à une
époque plus ou moins éloignée ; la déglutition constante de produits de la suppuration due à une infection faible amène des phénomènes digestifs caractérisés par un mauvais goût à la bouche, un état
nauséeux, une diminution de l'appétit, du dégoût
pour les aliments, un peu de diarrhée, parfois une
sensation de défaillance et de de vacuité de l'estomac,
disparaissant par l'ingestion continuelle d'aliments

solides ou liquides. L'état général lui-même est déjà un peu touché : il existe une certaine pâleur de la face et des lèvres, contrastant nettement avec l'aspect rouge et enflammé des gencives. Sans se sentir nettement mal portant, le sujet met cet état de santé défectueux sur le compte de la diminution de son appétit, n'ayant naturellement pas conscience de la relation qui existe entre les troubles digestifs qu'il ressent et le mauvais état de sa région gingivo-dentaire. Spontanément ou sur les conseils de son médecin, le malade prend quelques purgatifs, boit quelques « amers » ; tout paraît s'amender pendant quelques jours sous l'influence du stimulant ; mais la cause d'infection persistant, les troubles reparaissent et ne tardent pas, après ces quelques alternatives d'amélioration et de réapparition de la *période de début*, à devenir persistants et à constituer les symptômes de la *période d'état*.

A ce moment, les accidents attirent davantage l'attention du malade. Aux symptômes passagers et peu marqués du début, viennent s'ajouter des phénomènes douloureux plus intenses et plus persistants. Le malade ressent ce qu'il appelle ses « *crises d'estomac* ». M. J. TELLIER a bien tracé les caractères de ces phénomènes douloureux : ils ont pour particularité d'*apparaître spontanément et sans cause et de disparaître de même*. Ils apparaissent plus ou moins longtemps après le repas et s'accompagnent de distension flatulente et de ballonnement de la région épigastrique. De *fréquence variable*, mais parfois très rapprochées, ces crises ne seraient pas influencées par l'ingestion d'aliments ou de boissons. Aux symptômes douloureux prédominant de la période d'état, s'ajoutent parfois des alternatives de constipation et de diarrhée, pouvant aller jusqu'à de véritables débâcles intestinales. W. HUNTER a signalé, ainsi que nous le verrons dans une de ses observations, de la salivation, survenant par crises périodiques, excessivement pénibles (Observation II).

Sous l'influence enfin des accès gastralgiques nocturnes, des insomnies réelles pourront se produire, ou bien le sommeil pénible et troublé pourra être entrecoupé de rêves et de cauchemars.

Lorsque la période d'état aura persisté, soit qu'aucun traitement n'ait encore été institué, soit que l'infection ait résisté malgré tout, alors s'établira une troisième période, la *période d'intoxication,* caractérisée par une atteinte plus ou moins profonde de l'état général.

Soit que les troubles gastriques aient pour conséquence une nutrition défectueuse, suivie d'une diminution de résistance de l'organisme, soit que l'ingestion constante des produits septiques de la bouche soit assez abondante pour amener une intoxication générale, on observe des symptômes de *septicémie chronique,* atténuée en général, mais pouvant parfois présenter une certaine gravité. Elle se caractérise par de la dépression, de la pâleur de la face ou une teinte jaune sale des téguments, par de la coloration subictérique des conjonctives, effets directs de la résorption des produits septiques, enfin, par de la diarrhée persistante. Dans un cas de

W. HUNTER, que nous publions plus loin (Observation XIII), à l'étude des formes cliniques, la coexistence des symptômes stomacaux et d'un état cachectique grave, a pu faire croire à l'existence d'un néoplasme malin de l'estomac. L'amaigrissement peut, parfois, être très marqué ; cependant, les vomissements sont rares : J. TELLIER n'en a jamais observés ; W. HUNTER a signalé certains vomissements noirs.

A la suite de ces divers symptômes, il peut s'établir un véritable état d'anémie grave, et avec M. J. TELLIER, nous ne doutons pas qu'on puisse ajouter aux nombreuses formes de l'anémie pernicieuse, une forme d'anémie consécutive à la septicité bucco-dentaire ; mais alors l'état général domine la scène et les symptômes de l'infection buccale sont assez marqués pour attirer l'attention des moins prévenus.

A côté de tous ces symptômes, il en est un sur lequel il convient d'attirer spécialement l'attention : c'est l'existence d'une odeur spéciale de la bouche, qui n'est pas seulement ce que l'on appelle vulgairement la *mauvaise haleine*.

Elle est peu marquée au début, n'étant alors souvent pas perçue par le malade, et ne pouvant être décelée par le médecin qu'en s'approchant assez près de la bouche, grande ouverte. Peu à peu, elle s'accentue, le malade en a conscience ; l'entourage, enfin, peut en être incommodé. Cette odeur augmente parallèlement à la septicité buccale. Elle ne peut être que difficilement définie. C'est une odeur *sui generis*, odeur de fermentation spéciale qu'on n'oublie pas quand on l'a constatée, et qui permet à elle seule de faire le diagnostic les yeux fermés. (J. TELLIER).

———

Formes cliniques.

Nous avons donné, dans le chapitre qui précède, un exposé rapide, et dans l'ordre de leur apparition habituelle, des symptômes constituant la forme la plus fréquemment observée.

Néanmoins, par suite de la prédominance de tel ou tel symptôme, par suite du groupement varié de ces symptômes entre eux, l'allure clinique peut revêtir les formes les plus diverses ; nous n'étudierons que les principales, celles à l'appui desquelles nous aurons pu apporter quelques observations.

1° *Forme simple, embarras gastrique,* avec mauvaise bouche (symptôme subjectif), odeur spéciale de fermentation légère (symptôme objectif), diminution de l'appétit, pas de crises douloureuses, peu ou pas de troubles intestinaux, pas de retentissement sur l'état général, ensemble des signes, en somme que nous avons rencontrés dans la phase de début, mais qui, n'évoluant pas vers la période d'état de l'affection, soit par suite du peu de virulence des germes, soit par suite d'une résistance suffisante de l'organisme, simulent en tous points le vulgaire embarras gastrique, avec lequel ils sont le plus souvent confondus : forme somme toute peu grave et pas très intéressante, sur laquelle nous passons rapidement.

2° *Forme moyenne, gastrite septique de W. HUNTER*. Même sensation subjective et objective, perte de l'appétit, état nauséeux ; dégoût pour les aliments, dyspepsie flatulente, peu de douleurs, plutôt pesanteurs au niveau de l'estomac, troubles intestinaux, diarrhée, peu de retentissement sur l'état général.

OBSERVATION I.

De WILLIAM HUNTER. — Oral sepsis as a Cause of « Septic Gastritis ». « Toxic Neuritis », and other Septic Conditions. Cas II.

In *Journal of the British Dental Association*, février 1901, page 64-65.

Quelque temps après, j'eus la visite d'un vieux gentleman fort et bien bâti. Il se plaignait de malaises et de nausées, ainsi que de troubles digestifs et de fétidité de l'haleine. Il éprouvait de la répulsion pour la viande de boucherie.

Ces symptômes duraient depuis douze mois quand je le vis. Après examen, je trouvais que sa langue était d'un aspect rouge vif, donnant l'impression de chair cruantée. Ses deux gencives supérieures et inférieures étaient comme brûlées, rouges et enflammées. Il y avait deux plaques métalliques, dont une, sur la gencive supérieure, était remuée avec difficulté ; elles n'avaient pas été sorties de sa bouche depuis un mois et plus, et étaient devenues adhérentes. Autour et au-dessous des plaques se trouvaient beaucoup de détritus décomposés et septiques. La mâchoire inférieure avait trois dents noires, dont une remuant, ainsi que quatre vieux chicots, dont un également branlant.

Mon diagnostic était : gastrite septique subaiguë.

Le traitement consistait à faire bouillir les plaques et à aller chez le dentiste, montrer l'état de la bouche avant d'entreprendre tout traitement, afin que le dentiste puisse constater les troubles causés par ces dents cariées.

Le patient fut alors mis à la diète lactée ; une semaine plus tard, il revenait et me disait que son dentiste ne voyait plus rien à faire du côté de la bouche. Cependant, il existait encore un chicot si branlant qu'il pouvait être déplacé avec la seule extrémité du doigt. Dans des vomissements, avaient été rejeté deux fois des matières noires en quantité considérable. Depuis qu'il avait eu ces vomissements, le malade allait mieux et pouvait prendre plus facilement sa nourriture (hier encore, il a pris une côtelette, qu'il a trouvée fort bonne).

La bouche était maintenant propre, quoique toujours un peu rouge. La langue avait perdu son aspect caractéristique de viande de bœuf. Les gencives étaient mieux, mais tendres ; il y avait toujours un peu de stomatite.

Je lui ordonnai de se passer soir et matin dans la bouche une poudre désinfectante, de laver ses gencives avec une solution astringente et de consulter un autre dentiste.

OBSERVATION II.

De W. HUNTER. — *Loc. cit.* Cas III.

Quelque temps après, j'eus à examiner le cas d'une dame qui m'était amenée par son docteur, pour les symptômes suivants : Pendant quinze ou vingt ans, elle avait souffert périodiquement d'une très intense salivation qui revenait à intervalles réguliers de cinq à six semaines. Ça la rendait si malade, qu'elle était obligée de garder le lit. Les crises passées, son médecin constata encore des accès diarrhéiques. Après examen, je constatais qu'elle avait une stomatite intense et généralisée, et un état inflammatoire aigu avec pustules provenant de chicots et de crochets. Elle avait deux plaques métalliques, une en haut et une en bas, auxquelles elle attribuait la cause du mauvais état de sa bouche. Elle avait gardé les plaques pendant quinze ou vingt ans sans les changer et, pendant ce temps, elle les avait seulement nettoyées avec sa brosse à dents. On peut aisément déduire l'état de septicité résultant d'une telle malpropreté.

OBSERVATION III.

De W. HUNTER. — *Loc. cit.* Cas V.

Symptômes généraux : Salivation, mauvais état gastrique, catarrhe gastrique.

Etat buccal : gingivite localisée sous un bridge en or, retenu par deux crochets en or. Disparition immédiate des symptômes par le renouvellement du bridge et des crochets. Une petite poche purulente fut trouvée sous le bridge.

OBSERVATION IV.

De W. HUNTER. — *Loc. cit.* Cas VI.

Symptômes généraux : salivation, mauvais état gastrique, catarrhe gastrique.

Etat buccal : gingivite locale, en rapport avec une coiffe en or. Voulant changer la coiffe, on constata que le bord inférieur couvrait une petite cavité cariée du collet. Cette observation est identique à la précédente. Les symptômes disparurent en changeant la coiffe.

Après l'exposé de ces observations et de bien d'autres, W. HUNTER conclut : « Des cas identiques peuvent être multipliés à l'infini. Dans chaque service hospitalier traitant cette catégorie de malades, on peut voir de ces sortes d'observations, chaque jour, par douzaines. Ces cas sont si nets, que chacun n'a qu'à regarder dans la bouche d'un malade quelconque, pour voir quel en est le mauvais état ».

Sans souscrire pleinement à ces conclusions, qui peuvent paraître peut-être un peu exagérées, on ne peut cependant pas fermer les yeux sur des observations aussi nettes.

3° Forme douloureuse, gastralgie. — Mêmes symptômes, plus marqués, s'accompagnant de crises douloureuses, parfois très intenses, sans retentissement, du moins marqué, sur l'état général : sensation de faiblesse et de défaillance. Cette forme ne diffère de la précédente que par l'apparition de crises douloureuses, et ne mérite d'être signalée à part que pour cette raison.

OBSERVATION V.

De W. HUNTER. — *Loc. cit.* Cas IV.

Etat général : Dyspepsie chronique, douleurs gastriques, catarrhe gastrique.

Etat de la bouche : Gingivite en rapport avec un très mauvais état des dents ; stomatite et pyorrhée alvéolaire.

Un gentleman m'était envoyé (avril 1900), souffrant de dyspepsie chronique depuis de nombreuses années, éprouvant deux ou trois heures après avoir mangé une sensation particulièrement douloureuse d'affaissement, cessant seulement par une prise de nourriture. Du côté de la bouche, on remarquait des dents *excessivement* mauvaises, noires ; quelques-unes étaient branlantes ; les gencives étaient très rouges et enflammées. D'une dent sortait du pus à la pression du doigt. Le traitement se résuma dans l'antisepsie de la bouche ; cinq mois plus tard, une amélioration extraordinaire en avait été le résultat.

4° Forme asthénique, psychique. — Dans l'affection que nous étudions, comme au cours de beaucoup d'autres maladies, les symptômes douloureux sont les premiers guides du malade vers le médecin. Le patient alors s'inquiète, et d'autant plus qu'il avait jusque-là fermé les yeux sur les petits malaises mal définis qu'il ressentait. Il souffre, donc il est malade, donc il doit consulter pour être traité ; mais, dans son esprit, guérison équivaut traitement, comme douleur équivalait à maladie et alors, si la méconnaissance de la cause aboutit à des échecs répétés, si surtout on a en même temps affaire à un de ces malades impressionnables, à tempérament nerveux plus ou moins affaibli, on va voir s'installer peu à peu, chez lui, un état moral spécial bien connu ; mais l'apparition de la neurasthénie au cours des gastralgies prolongées est un fait trop bien démontré aujourd'hui, pour que nous insistions davantage ; l'observation suivante en est un exemple typique.

OBSERVATION VI.

De JULIEN TELLIER et ANT. DURAND. — Septicémie
chronique d'origine bucco-dentaire.
In *Province dentaire*, janvier 1910, page 18.

Septicémie d'origine bucco-dentaire. Amaigrissement, troubles digestifs, manifestations psychiques ; lésions suppurées multiples de la région gingivo dentaire ; stomatite généralisée.

Mme P..., de Villeurbanne (Rhône), 32 ans, est adressée à l'un

de nous par le docteur T... Elle est mariée et a un enfant de
4 ans, bien portant.

D'une bonne santé habituelle, elle présente, depuis quelques
mois, des troubles généraux avec amaigrissement, que le docteur
T..., consulté, rattache à l'existence de douleurs dentaires
continuelles, symptòmatiques d'abcès gingivaux multiples, à
poussées aiguës successives et rapprochées.

Elle a souffert de *maux de dents* depuis l'âge de 18 ans, à
peu près constamment, pas davantage au moment de la
grossesse ou des suites de couches. Elle a eu, dit-elle, des
rages de dents fréquentes, des fluxions répétées, des abcès
nombreux s'ouvrant au niveau des gencives, faisant tous les traitements vulgaires habituels en pareil cas ; une fois les accidents
passés, elle en attendait le retour en tremblant, sans jamais
songer à suivre un traitement rationnel. Mais depuis quelques
mois, sa santé générale se modifiant d'une façon inquiétante,
elle s'adresse à son médecin habituel, qui lui conseille de faire
soigner sa bouche. Elle est alors vue successivement par nous
deux et voici ce que nous constatons.

Etat actuel (au 10 juillet 1909). — C'est une femme de grande
taille, ordinairement très droite, mais aujourd'hui dolente et
courbée, la figure entourée de coton et de bandeaux. Elle
raconte qu'elle a maigri de 7 kilos depuis un mois ; elle est
tombée de 68 kilos à 61 kilos. Son aspect frappe immédiatement : elle a le teint blafard, jaune sale ; teinte subictérique
des conjonctives, visage amaigri.

Elle a perdu l'appétit, les digestions sont douloureuses ;
après chaque repas, elle a des crampes d'estomac parfois très
douloureuses ; pas de vomissements. Constipation opiniâtre ;
pas de diarrhée alternante.

Elle souffre continuellement, toujours atteinte de fluxions
dentaires, d'abcès. *Insomnie* habituelle, *troubles du caractère,
mauvaise humeur persistante, asthénie, tendance à la mélancolie*

ou tout au moins à la tristesse ; elle est, dit-elle, et se sent « *pénible* » pour son entourage. Pas de toux ni d'essoufflement.

Etat local. — Toutes les dents de front à la mâchoire supérieure, les prémolaires, certaines molaires sont réduites à l'état de « chicots » ; à la mâchoire inférieure, les incisives et les canines sont saines, les couronnes des autres dents ont été complètement détruites. Gingivite intense avec nombreuses fistules muqueuses suppurantes ; stomatite généralisée, haleine très fétide.

Nous conseillons une intervention qui doit consister dans l'extraction de toutes les dents ou racines qui ne peuvent être conservées. La patiente résiste d'abord, puis accepte sous la condition d'une anesthésie générale. L'auscultation du cœur et des poumons ne révèle l'existence d'aucune contre-indication à l'administration de l'éther. Les urines n'ont pas été analysées. L'opération est fixée à quelques jours de distance ; d'ici là on fera des lavages et bains de bouche à l'eau oxygénée à 12 volumes, au tiers, trois fois par jour.

Opération le 15 juillet. — La patiente est dans un état d'appréhension extrême, avec tendance à la défaillance ; mais le pouls est et reste bon. L'anesthésie est commencée au chlorure d'éthyle, avec l'appareil Décolland : puis continuée à l'éther. Opération sans incident notable ; extraction de toutes les racines et dents malades ; conservation de trois molaires à la mâchoire supérieure, des incisives et des canines à la mâchoire inférieure. Suites immédiates normales, très simples.

Suites éloignées. — Mme P... est revenue huit jours après l'opération ; elle ne souffre plus, le sommeil est revenu. Elle prend très soigneusement trois ou quatre bains de bouche antiseptiques dans la journée. Un mois après, jour pour jour, elle revient transformée : abord gai, teint clair, frais, plus de teinte subictérique des conjonctives, cicatrisation normale des plaies opératoires, en très bonne voie.

Elle raconte d'elle-même qu'elle ne souffre plus, qu'elle dort bien, qu'elle mange *depuis plus de quinze jours* avec bon appétit ; plus de douleurs d'estomac, plus de crampes ; la digestion est bonne, la constipation a disparu, les selles sont régulières et de bonne nature. Elle n'est plus triste, n'est plus de mauvaise humeur (ni son mari non plus, ajoute-t-elle). Enfin, depuis quinze jours, elle a engraissé de 2 kilogs. En un mot, transformation complète, *quoique la patiente ne mastique pas encore bien ses aliments.*

Deux mois après l'opération (15 septembre 1909), l'état général est excellent, augmentation de poids de 7 à 8 kilogs depuis l'opération et retour au poids antérieur : 68 kilogs. Teint clair, frais, plus de douleurs de l'estomac ; appétit normal, digestions bonnes ; plus de constipation. Etat moral redevenu ce qu'il était autrefois ; sensation d'absolu bien-être : bien entendu plus de douleurs dentaires, disparition de la stomatite et des fistules ; cicatrisation complète des plaies opératoires permettant l'application d'appareils de prothèse.

Mme P... a été revue à plusieurs reprises par l'un de nous : elle est toujours dans le même état satisfaisant.

Cette observation est des plus typiques, et il nous paraît superflu de la commenter longuement. En face des symptômes présentés par cette malade : amaigrissement marqué, troubles digestifs, aspect des conjonctives et des téguments, manifestations psychiques, le diagnostic d'intoxication fut fait ; il fut rendu évident par la constatation des lésions buccales et paradentaires suppurées, confirmé enfin *à posteriori* par les résultats du traitement.

5° Forme avec intoxication septicémique. — Tous les symptômes des intoxications générales peuvent s'observer. On pourrait encore, ici, faire des subdivisions, et considérer à part les cas où les symptômes digestifs sont prédominants, les signes d'intoxication se manifestant seulement par une légère pâleur de la face, une teinte subictérique des conjonctives, de la diarrhée, et les cas où les symptômes stomacaux passent au second plan, où l'état général, par suite de l'anémie plus ou moins profonde résultant de l'intoxication, attire plus vivement l'attention et où il s'agit alors, en somme, beaucoup plus d'une septicémie chronique avec symptômes digestifs que de gastrite septique avec anémie consécutive.

Pour ne parler maintenant que des deux extrêmes, nous avons vu, dans nos observations I, II, III, IV, V, extraites de W. HUNTER, quelle place prédominante occupaient parfois les phénomènes digestifs ; nous verrons plus loin, en étudiant la forme cachectique, quelle peut être, dans certains cas, l'importance énorme prise par les symptômes généraux de l'intoxication chronique, et sur quelle fausse route peut parfois être entraîné le diagnostic.

Les deux observations suivantes sont celles de cas de septicémie chronique bucco-dentaire à prédominance des phénomènes d'intoxication sur les phénomènes gastriques, sans toutefois que ces phénomènes septiques atteignent le degré d'intensité qui justifiera plus loin la description d'une forme cachectique.

OBSERVATION VII.

De MM. TELLIER. — In contribution à l'étude clinique des septicémies bucco-dentaires. *Lyon Médical*, 1903.

Septicémie chronique.

Mlle D..., 28 ans, d'une commune de la campagne du département de l'Isère, vient nous consulter en novembre 1899, pour une affection des gencives, dit-elle. Une odeur repoussante se dégage de sa bouche, au point d'incommoder les personnes qui vivent avec elle, lorsqu'elle est depuis quelques minutes seulement dans la même pièce. L'examen local nous montre toute la région gengivo-dentaire tuméfiée, suppurante, toutes les dents réduites à l'état de chicots informes, implantés peu solidement, semble-t-il. La pression sur les gencives fait sourdre au niveau de chacun d'eux une quantité variable de liquide purulent; il se dégage de la bouche une odeur infecte.

L'état général est grave; l'anémie, très intense, confine à la cachexie; la pâleur des téguments rappelle celle des brightiques, plutôt que celle des cancéreux. L'interrogatoire donne peu de renseignements, la malade se plaint de troubles digestifs : anorexie, diarrhée fréquente; l'amaigrissement est marqué, la faiblesse extrême. Au point de vue des antécédents, peu de choses à noter; la santé n'a jamais été bien brillante, mais la patiente ne signale pas d'affection aiguë dans son histoire. L'examen des organes montre l'existence d'une lésion mitrale double; les battements du cœur sont très précipités; il faut toutefois tenir compte de l'émotion au moment de la visite.

L'indication est nette; il faut nettoyer cette bouche, extraire tous ces *chicots;* récriminations de la patiente qui ne consentira

que « si on l'endort. » Nous refusons l'anesthésie à l'éther, eu
égard à la faiblesse de l'état général et à l'existence de la lésion
cardiaque, mais nous pouvons cependant obtenir, en insistant
avec ménagements sur la gravité actuelle et future de la maladie, que l'intervention aura lieu sans anesthésie, en plusieurs
séances. Des lavages, ou plutôt des bains de bouche, avec le
permanganate de potasse au cinq millième, sont ordonnés
toutes les deux heures pendant vingt-quatre heures.

Le lendemain a lieu la première séance d'extraction. La malade est très effrayée ; pour faire un peu d'anesthésie locale,
nous employons le chlorure d'éthyle, sans illusions et plutôt
comme agent de suggestion ; il ne faut pas, bien entendu,
songer à la méthode d'infiltration dans les tissus fougueux de
la gencive. Quelques extractions sont facilement et rapidement
faites ; mais bientôt il survient de l'excitation avec respiration
précipitée, au point que nous croyons prudent de cesser l'opération pour nous occuper de l'état général. La patiente est
immédiatement placée dans le décubitus horizontal.

Le pouls est successivement rapide, mais bien perceptible ;
il y a des irrégularités, la respiration est précipitée, mais il n'y
a, en un mot, pas tendance à la syncope ; il s'agit bien plutôt
de phénomènes d'excitation avec retentissement sur le cœur et
le système respiratoire. Au bout de quelques minutes, tout
rentre insensiblement dans l'ordre ; la malade est gardée une
heure ou deux en observation et renvoyée à deux jours.

Le surlendemain, deuxième séance, mêmes phénomènes,
même marche ; impossibilité absolue de procéder à plus de
quatre ou cinq extractions. Huit séances semblables furent
nécessaires : dans l'intervalle quelques frissons, mais de peu
d'intensité ; après la quatrième, état buccal déjà très amélioré
dans les régions opérées. Les interventions terminées, sans
qu'il n'y ait rien eu à noter que les quelques petits frissons
déjà signalés, l'état des gencives continua à s'améliorer rapi-

dement, l'odeur disparut, les phénomènes d'intoxication diminuèrent en quelques jours ; retour de l'appétit et des forces, cessation de la diarrhée, réapparition des couleurs. Trois mois après, la malade revient nous voir pour la pose d'appareils prothétiques. L'état général est bon ; les téguments ne présentent plus la même pâleur, les signes de la lésion mitrale persistent toujours, naturellement, mais le cœur n'est plus dans le même état d'éréthisme qu'au moment du premier examen, la tachycardie a disparu. La patiente a engraissé. Elle est revue fin décembre 1902 ; même état qu'au commencement de 1901.

OBSERVATION VIII.

De J. TELLIER. — La septicité bucco-dentaire et ses conséquences, *loc. cit.*, p. 23.

Femme de 45 ans environ, troubles dyspeptiques graves, avec douleurs stomacales, dégoût pour les aliments, alternatives de diarrhée et de constipation, pâleur de la face, amaigrissement et anémie marquée.

La médication instituée n'amenant pas de résultats, le médecin traitant nous l'adresse pour soigner une pyorrhée alvéolaire intense qui, à son avis, pourrait bien jouer un rôle actif dans la production des symptômes observés. Traitement habituel de la pyorrhée ; au bout d'un mois, amélioration très notable de l'état général et des symptômes digestifs. La patiente a été revue depuis à plusieurs reprises pour soins de la bouche ; l'amélioration persiste.

Au dire de J. Tellier, les cas analogues à ce dernier ne se comptent plus.

6° *Forme fébrile*. — La fièvre, indice de réaction d'un organisme encore relativement sain contre l'action des·produits morbides, doit être, de l'avis du Dr Tellier et du nôtre, fréquemment observée dans le cours des septicémies chroniques d'origine buccale, comme symptôme de début et même longtemps comme symptôme principal ; ainsi que le prouve la première des deux observations qui suivent, les phénomènes thermiques peuvent apparaître comme symptômes prédominants et persister pendant plusieurs années au cours de septicémie chronique bucco-dentaire. Dans la seconde, on notera l'apparition possible de fièvre, par poussées aiguës, ayant succédé à des interventions chirurgicales entreprises au cours de septicémies chroniques.

OBSERVATION IX.

De M. M. TELLIER. — La septicité bucco-dentaire et ses conséquences. *Loc. cit.*

Mme C..., âgée d'environ 30 ans, présente des lésions dentaires multiples, caries pénétrantes avec destruction de la couronne, racines infectées, fistules, gingivite, etc.

Amaigrissement depuis quelques mois, pâleur de la face, pas de toux, mastication difficile, digestions pénibles, pas de diarrhée.

Depuis trois années, de temps à autre accès de fièvre plus où moins rapprochés ; le mari, pharmacien, a eu l'idée de prendre la température régulièrement à diverses reprises, le tracé ci-joint montre que le thermomètre a atteint 38°5 et même 39°1.

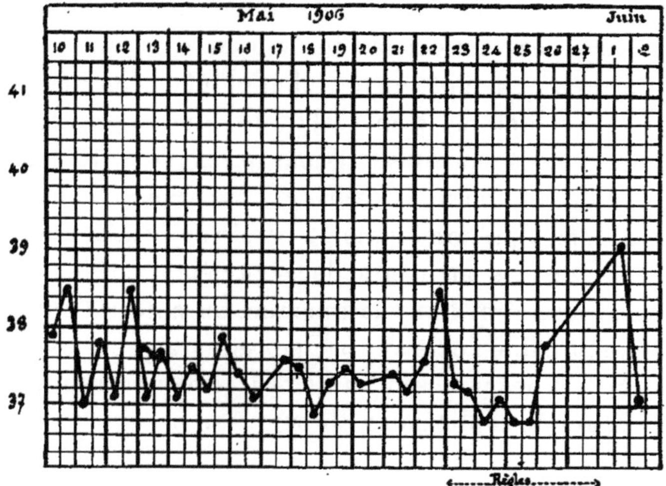

Dans ces derniers mois, les accès fébriles revenaient au moins tous les huit jours. La patiente ayant habité un pays où il y eut des fièvres, on a pensé à une fièvre intermittente d'origine paludéenne et on a donné de la quinine. La fièvre a persisté avec les mêmes caractères.

Quand nous voyons la malade, après examen, nous ne trouvons aucune lésion organique à laquelle nous puissions rapporter les accès fébriles et nous pensons qu'ils pourraient bien être dus à l'infection de la bouche. Pour en avoir le cœur net et après avoir fait prendre la température pendant quelques jours pour en étudier le tracé, nous demandons de faire examiner la malade par un médecin consultant, de façon à avoir une opinion autorisée sur l'état des divers organes, et en particulier sur la non contre-indication à l'anesthésie par l'éther.

Mme C... est conduite au docteur Bouveret, qui a bien voulu nous faire parvenir la note suivante, résumée :

« Je ne trouve aucune contre-indication à l'anesthésie à l'éther; cœur et poumons sains. Il est très probable que la fièvre qui revient par intervalles plus ou moins rapprochés, depuis trois ans, est due à la suppuration des gencives. J'ai fait un examen de tous les organes et j'ai cherché une autre cause possible de cette fièvre, je n'ai trouvé que ceci : *rate un peu grosse ;* légère tuméfaction des annexes à gauche. L'augmentation de la rate, d'ailleurs très modérée, peut être due à cet état d'infection qui dure déjà depuis trois ans ; il est peu probable que cette fièvre soit paludéenne ; les accès ne débutent pas par de forts frissons et la fièvre tombe sans sueurs. On pourra donner de la quinine si la fièvre reparaît, après le traitement chirurgical de la gingivite suppurée. L'urine un peu trouble, ne contient pas d'albumine, pas de signes de pyélite, ni de cystite. L'annexite gauche est très légère et n'est pas vraisemblablement la cause de la fièvre. En sorte que le meilleur traitement de cet état fébrile, qui dure depuis trois ans, me paraît être le traitement proposé, avulsion des dents cariées, des débris de racines, etc. BOUVERET. »

Opération le 1er juillet. Anesthésie à l'éther. Extractions, puis désinfection totale du maxillaire supérieur, partielle du maxillaire inférieur. Rien à noter sur l'intervention. La température a été prise régulièrement matin et soir ; elle n'a jamais dépassé 37°5 (24 juillet). La malade est d'autant plus heureuse de ce résultat, qu'elle s'attendait à avoir une grosse fièvre les jours suivants. *Quoiqu'elle ne puisse encore bien mâcher ses aliments, elle digère beaucoup mieux.*

A rapprocher de ce fait, où la fièvre survenait sans cause appréciable au cours de septicémie chronique bucco-dentaire, un certain nombre de cas analogues publiés par M. M. TELLIER, dans la *Revue de Stomatologie* de 1903 et dans la thèse de SABATIER.

OBSERVATION X.

De M. M. TELLIER *in* thèse de SABATIER (obs. II). *Loc. cit.*

Septicémie chronique d'origine buccale. — Intervention chirurgicale. — Poussées de septicémie aiguë opératoire sans localisation.

Mlle T..., âgée de 29 ans, en octobre 1901, consulte notre ami le Dr R..., pour un mal de gorge. L'état d'amaigrissement de la malade frappe tout d'abord notre confrère, qui l'interroge, examine sa bouche et, constatant l'état de ses gencives, insiste auprès d'elle pour qu'elle se décide rapidement à une intervention et nous l'adresse.

Nous constatons à l'examen local que les gencives sont rouges, tuméfiées, suppurantes ; la plupart des dents présentent des lésions de carie pénétrante, un grand nombre avec destruction de la couronne ; toutes sont plus ou moins mobiles. Rougeur peu marquée du voile du palais, des piliers et de la luette. L'interrogatoire nous apprend que la santé, pas très bonne depuis quelques mois, est plus mauvaise depuis quelques semaines. Perte d'appétit, pas de diarrhée, pas de douleurs, amaigrissement très notable depuis environ un mois, pâleur cireuse des téguments et de la face. Rien à l'auscultation, rien dans les urines. Nous conseillons le nettoyage complet de la bouche, en retardant cependant l'intervention de quelques jours, étant donné la nécessité de procéder à des pratiques de désinfection de la cavité buccale (permanganate de potasse au cinq millième). La malade quitte notre cabinet sans avoir pris de résolution ferme, tout en paraissant accepter le renvoi de l'opération à cinq ou six jours. Dès le lendemain, elle consulte le Dr P..., son médecin habituel, qui conclut dans le sens des conseils du Dr R... et des nôtres. Elle revient nous voir le jour même, et alors en se basant sur des considérations personnelles très pressantes, insiste pour être opérée dès le lendemain matin, en nous affirmant qu'elle a procédé depuis la veille à la désinfection conseillée. On intervient le 31 octobre; anesthésie à l'éther, l'auscultation n'ayant fourni aucune contre-indication, non plus que l'examen laryngologique pratiqué par le Dr R..., à cause du *mal de gorge* dont se plaignait la patiente.

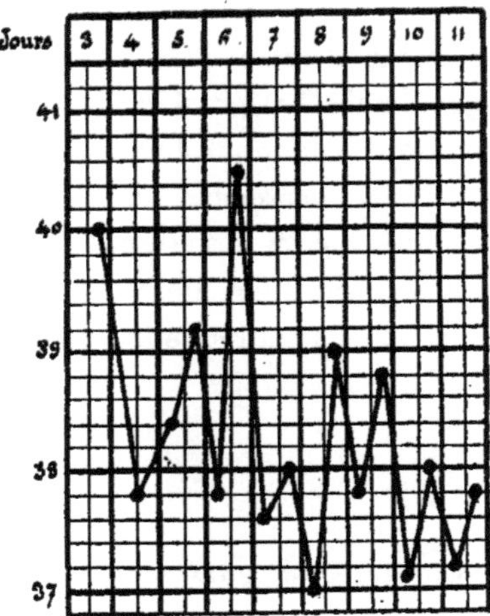

L'opération ne présente rien à signaler ; toutes les dents et racines sont extraites.

Le soir même, apparition de petits frissons répétés, chaleur de la peau. Le lendemain, légers points de côté (?) mal locali-

ʻsés et un peu de toux. Mal soignée chez elle, la malade se fait transporter dans une maison de santé. La nuit suivante, la deuxième après l'opération, plusieurs grands frissons de quelques minutes de durée.

Dans la journée du 2 novembre, le Dʳ P... constate quelques râles fugaces à l'auscultation des poumons et croit à de la grippe.

Le 3 novembre, l'état ne s'est pas modifié : la température est de 40° le soir. La peau est chaude, la soif est vive ; mêmes signes à l'auscultation, sans autre localisation.

La température est prise assez régulièrement à partir du quatrième jour (voir le tracé ci-contre) jusqu'au douzième, où la malade se sentant mieux et ne présentant aucun symptôme appréciable est de nouveau transportée chez elle. Peu à peu, la fièvre est tombée, les signes stéthoscopiques ont disparu et l'état général est devenu satisfaisant. La cicatrisation des gencives se fait lentement, d'autant plus lentement qu'il a fallu céder au désir de la malade et procéder à la pose d'appareils prothétiques provisoires, pour qu'elle puisse, même au prix de souffrances très vives, reprendre aussitôt ses occupations professionnelles. Elle a été revue souvent depuis. Sa santé générale s'est très sensiblement améliorée, les troubles digestifs ont disparu, les téguments ont repris leur aspect habituel ; elle a engraissé.

7° Forme avec tétanie gastrique. — On connaît déjà trop bien pour que nous insistions longuement, quelles sont les relations qui existent entre certaines affections gastriques chroniques et certains troubles nerveux intéressant des groupes musculaires déterminés et en particulier les groupes musculaires des

extrémités supérieures : éminences thénar et hypothénar.

W. HUNTER a rapporté un certain nombre de
cas semblables, où des troubles du système nerveux
périphérique sont associés aux autres manifestations
de l'infection et les décrit sous le terme générique
de « *Toxic neuritis* ». Dans tous, l'amélioration ou
même la disparition des symptômes observés a suivi
le traitement de l'infection buccale : c'est ce que l'on
pourra voir dans les deux observations suivantes de
l'auteur anglais. Elles nous ont paru mériter d'être
publiées *in extenso*.

OBSERVATION XI.

De WILLIAM HUNTER. — *Loc. cit.*
Mars 1901, page 113. — Cas 10.

Un machiniste venait consulter, malade depuis deux mois et
demi et se plaignant particulièrement de perte de force dans
les deux bras. La maladie commençait par de la diarrhée et des
souffrances dans l'estomac, des vomissements durant à peu
près trois semaines. Un mois après environ, il notait de la
faiblesse dans les mains, avec une certaine raideur, et la faiblesse s'étendait ensuite dans les deux bras. Le tout s'accom-
pagnait de « sensations de piqûres d'épingles et d'aiguilles ».
(Sensation of pins and needles.) A cette époque, il éprouvait
aussi une souffrance aiguë dans l'estomac, était très abattu et
anémique. Il fut soigné pour cela dans un service spécial, pré-

senta quelques selles mucoïdes et striées de sang, après quoi il se sentit mieux.

Il vint dans le service d'électrothérapie soumettre à mes soins le traitement de ses bras. C'était un homme maigre, malade de s'être mal nourri, ayant un teint d'un gris sale. Il souffrait d'une faiblesse marquée et d'une atrophie de tous les muscles des deux bras jusqu'aux deltoïdes et spécialement des deltoïdes. Les muscles trapèze, scapulaires et rhomboïdes n'étaient pas touchés. Ses muscles réagissaient tous, quoique avec une force diminuée au courant faradique, à l'exception de la partie postérieure du deltoïde. Ce dernier ne donnait aucune réaction avec le courant faradique et présentait de la réaction de dégénérescence.

Sa bouche présentait toutes les conditions de la plus intense septicité : sales dents noires, beaucoup de dents branlantes et gingivite extrême.

Il était dans cet état depuis douze ans. Trois ans auparavant, il avait été employé à broyer des couleurs. Il disait avoir souffert pendant ce temps de « rhumatisme musculaire ». Pas de signes d'intoxication professionnelle dans son histoire. Il avait eu un accès de rhumatisme seize ou dix-sept ans auparavant. La maladie présente avait commencé de bonne heure, en juin dernier, avec de violents vomissements et de la diarrhée.

20 septembre. — Traitement : badigeonnages des gencives, lavages de la bouche avec des solutions antiseptiques.

25 septembre. — Gingivite et stomavite beaucoup moins fortes. Quelques dents encore branlantes; puissance plus grande dans les bras. Il peut maintenant plier librement les bras aux coudes.

2 octobre. — Le mieux continue.

4 octobre. — Dents branlantes changées.

9 octobre. — Bouche maintenant propre, amélioration marquée dans les bras. tous les mouvements maintenant libres, excepté ceux des épaules ; encore légère faiblesse dans les muscles.

OBSERVATION XII.

De W. HUNTER, *loc. cit.*

Mary G..., âgée de 33 ans. Au lit il y a trois mois. Se plaint depuis de faiblesse, d'engourdissement et d'atrophie des muscles du pouce gauche et des quatrième et cinquième doigts. Souffrance dans le bras jusqu'à l'épaule gauche ; grande nervosité. La maladie commençait avec engourdissement dans les quatrième et cinquième doigts, suivi des sensations de « piqûres d'épingles et d'aiguilles. »

23 septembre. — Faiblesse du nerf médian gauche *(some tenderness of left median nerve)* ; amaigrissement marqué des muscles des éminences thénar et hypothénar. Son visage avait une sale couleur terreuse.

Bouche : Plaque à la mâchoire supérieure, recouvrant un certain nombre de dents cassées ; gingivite des plus intense autour des racines. Elle avait souffert énormément de mauvaises dents et avait eu de mauvaises digestions pendant plusieurs années.

Traitement : Badigeonnage des gencives et lavages de bouche ordonnés matin et soir. Quitter la plaque, cause d'infection.

2 octobre. — Etat de la bouche bien meilleur ; continuation des badigeonnages. Force bien récupérée dans la main gauche ; plus de sensations de « piqûres d'épingles et d'aiguilles. »

9 octobre. — La malade se déclare aller beaucoup mieux. Elle a perdu son visage terreux et a maintenant un teint frais. Bouche très propre, bien que les racines soient encore là.

8° *Forme cachectique.* — En étudiant la forme avec intoxication ou septicémique, nous avons dit quelle importance peuvent atteindre parfois les phénomènes généraux de ces intoxications chroniques : anémie, amaigrissement progressif, dépérissement, enfin cachexie. Notre observation VII, de MM. TELLIER, fait mention d'un « état général grave, d'une anémie très intense, confinant à la cachexie, d'une pâleur des téguments rappelant celle des brightiques plutôt que des cancéreux. » Nous y renvoyons le lecteur.

La place est ici d'une autre observation de W. HUNTER, où l'état général fut encore plus atteint, où les vomissements, les douleurs violentes, au point de nécessiter la morphine, le dépérissement extrême, firent penser à un néoplasme et où un traitement buccal approprié amena une amélioration rapide et inespérée de cet état général, avec reprise de poids, disparition des phénomènes douloureux et cessation complète des vomissements.

OBSERVATION XIII

DE W. HUNTER, *loc. cit.*
Janvier 1901, pages 28 et 29. — Cas I.

Cette observation présente des points d'un intérêt unique

pour démontrer les relations existant entre l'infection dentaire
et la gastrite....

Gastrite aiguë chez une dame de 62 ans. La malade souffrait
depuis huit mois de forts malaises intermittents et de douleurs
gastriques nécessitant l'emploi de la morphine. Elle avait maigri et devenait de plus en plus faible. On craignait un cancer,
mais après examen, on ne découvrait aucun signe d'affection
néoplasique de l'estomac, du rectum ou de l'utérus. Elle se
plaignait constamment d'un goût amer dans la bouche, de
nausées et d'un dégoût général pour toute nourriture. La langue était recouverte d'un sale enduit moisi. La malade avait
de fausses dents à la mâchoire supérieure et inférieure. Les
plaques étaient très propres et les gencives à l'endroit des plaques en parfait état. Elle n'avait que trois dents gâtées, pro-
duisant du pus qui sortait à la pression autour des racines. Il
n'y avait pas d'autres symptômes morbides. Le diagnostic
établissait une gastrite causée par une déglutition continuelle
de pus. Il fallait enlever les chicots. Une semaine après, la langue était propre, le goût normal revenu pour la première fois
depuis huit mois et elle avait eu une seule crise douloureuse
gastrique.

Une semaine après, nouvelle rechute avec vomissements,
souffrance et légère fièvre. Les vomissements ne contenaient
aucune nourriture ; ils étaient liquides, avec des grumeaux
formés de mucus, de fibrine, de cellules enflammées et de sang,
le tout mélangé de streptocoques, de staphylocoques et de
quelques bacilles. Le diagnostic établissait un catarrhe infectieux *(septic)*. Comme antiseptique local, trois *grains* d'acide
salycilique étaient ordonnés trois fois par jour ; lait peptonisé
comme nourriture et application de révulsifs. Il y eut alors une
cessation complète de la souffrance. Lorsque la malade fut vue
pour la première fois, elle pesait 64 kilogs environ (*9 stoves,
10 pounds*), et un mois plus tard, après sa maladie, 63 kilogs

(9 sloves, 6 pounds). Deux mois après, son poids atteignait 70 kilogs environ *(10 sloves, 6 pounds)*. Elle se porte maintenant très bien et est restée en bonne santé (depuis 15 mois).

Il convient de signaler ici, nous semble-t-il, après l'étude de ces formes graves, simulant par certains côtés l'évolution clinique du néoplasme gastrique, deux cas de LEBEDINSKY, publiés tout récemment et à propos desquels l'auteur a été amené à attirer l'attention sur les « *rapports probables* » de certains cancers du tube digestif, avec les lésions suppuratives chroniques de la région gingivo-dentaire.

OBSERVATIONS XIV et XV.

De LEBEDINSKY, *loc. cit.*, page 151.

Nous avons observé deux malades, dont l'un, âgé de 30 ans, est mort d'un cancer de l'estomac, et dont l'autre, âgé de 40 ans, est mort d'un cancer du gros intestin. Or, ces deux malades, bien longtemps avant leur maladie, sont venus nous consulter pour une affection de la région gingivo-dentaire.

Tous deux furent atteints de pyorrhée alvéolo-dentaire. Aucun traitement n'a pu tarir la suppuration alvéolaire. Tous les deux avalèrent continuellement les matières putrides de la pyorrhée. Des troubles gastro-intestinaux apparurent, suivis bientôt de troubles d'auto-intoxication. Nos deux malades furent soignés pour de la *dyspepsie nerveuse*.

6

Leur état général s'aggravait de plus en plus. Le dépérissement rapide de nos deux malades, la douleur épigastrique chez le premier, et la douleur dans la fosse iliaque gauche chez le second, réveillèrent l'attention du chirurgien. L'opération démontra qu'il s'agissait d'un cancer de l'estomac chez le premier malade et d'un cancer du gros intestin chez le second.

Ces deux cas fort intéressants ne sont point faits pour simplifier la question des gastristes chroniques d'origine bucco-dentaire. Nous ne nous permettrons évidemment pas de conclure prématurément ; mais ne pouvons-nous pas penser que, peut-être un jour, dans la pathogénie encore si touffue des formations néoplasiques, on verra admettre, sinon comme cause efficiente, du moins comme cause adjuvante d'un certain nombre de cancers du tube digestif, ces suppurations indéfiniment prolongées, auxquelles beaucoup de malades ne prêtent plus aucune attention, ces foyers septiques pour lesquels malheureusement beaucoup de médecins et de dentistes n'ont pour règle de traitement que le mépris.

En terminant cet exposé, nous tenons à bien dire que cette distinction en autant de formes cliniques distinctes est peut-être un peu arbitraire ; elle nous a été surtout commode pour une étude didactique et une exposition plus claire ; mais il est bien certain qu'en réalité les symptômes s'associent souvent et s'enchevêtrent même au point de défier toutes descriptions systématiques et trop exclusivement tranchées.

Diagnostic

Il n'est point question ici de passer en revue les différentes affections pouvant prêter à confusion. Au cours de l'étude clinique, nous croyons avoir suffisamment insisté sur les symptômes caractéristiques qui devront servir de jalons pour l'établissement d'un diagnostic, aussi allons-nous nous borner seulement à quelques considérations d'ordre général.

Pour faire le diagnostic de ce que nous avons, faute de mieux, appelé la gastrite septique d'origine bucco-dentaire, il faut tout d'abord, et surtout *y penser* (J. TELLIER). Il n'est point, comme on pourrait le croire, banal ou superflu d'insister sur ce point. Tout conspire à détourner l'attention du praticien et à lui faire faire fausse route. Les troubles gastriques que nous étudions surviennent, en effet, au cours des suppurations chroniques de la bouche, alors que tout phénomène aigu a habituellement disparu.

Le malade consulte pour son estomac dont il souffre depuis de longues années ; depuis longtemps, il a oublié le mauvais état de sa dentition, les phénomènes douloureux ayant disparu de ce côté-là. Il persiste souvent, avons-nous dit, cette fétidité de l'haleine quelquefois très gênante pour lui et pour son entourage ; mais, désormais hypnotisé sur son affection gastrique, c'est sur cette dernière qu'il rejette tous les torts, sur elle uniquement qu'il attire l'attention de son médecin.

Que faudra-t-il faire pour se mettre en garde contre ces causes d'erreur ? Vient en réponse une seconde règle dont on devra bien se pénétrer : *examiner la bouche de tout malade venant consulter pour une affection gastrique quelconque, récente ou ancienne, et noter l'état de la région gingivo-dentaire ;* l'examiner, non pas, comme on le fait trop souvent, en faisant ouvrir et fermer la bouche, non pas seulement même à l'aide de l'abaisse-langue de verre, mais bien avec *le miroir et la sonde à la main.* (J. TELLIER). L'examen sera méthodique et détaillé ; si alors, on découvre de la pyorrhée alvéolaire, un appareil de prothèse avec des racines infectées sous-jacentes, des abcès alvéolaires, etc., on aura le devoir, avant d'instituer n'importe quelle médication contre les symptômes digestifs, de combattre et de faire disparaître toute manifestation de la septicité buccale. Cela fait, et seulement lorsque cela aura été fait, si les symptômes ne disparaissent pas ou ne sont pas améliorés, on pourra songer à instituer un autre traitement, comme on l'aurait fait, si l'on n'avait auparavant constaté l'existence de foyers infectieux de la bouche.

Au cas où on ne penserait pas à ces deux recommandations générales, pourrait-on trouver dans les symptômes observés, des signes suffisamment caractéristiques qui puissent, par simple interrogatoire ou rapide examen, faire penser à l'origine buccoinfectieuse de l'affection ?

M. J. TELLIER affirme que oui, dans certains cas.

D'abord les *crises douloureuses*, d'après lui, revêtent une allure un peu spéciale. Leur caractère « d'apparition sans cause apparente, à toute heure de la journée et même de la nuit, sans être sous la dépendance de l'ingestion des aliments », est assez particulier.

En deuxième lieu, *l'odeur de l'haleine* est bien spéciale ; elle est excessivement pénétrante, si nous en jugeons par ces quelques lignes qu'écrivait la duchesse d'Orléans à une époque où l'on se piquait cependant peu de réalisme (26 avril 1719), parlant ainsi de Mademoiselle Chouin, ancienne fille d'honneur de la grande princesse de Conti, maîtresse du premier dauphin : « elle avait une grande bouche remplie de dents pourries, qui avaient une puanteur telle, qu'on pouvait la sentir à l'autre bout de la chambre ». L'histoire ne fait pas mention de l'état des fonctions digestives...

Cette odeur, enfin, ne ressemble en rien à l'odeur de fermentation observée, par exemple, chez les malades qui souffrent de l'estomac sans présenter des signes d'infection buccale ; quand on l'a perçue une fois, on ne peut s'y tromper désormais.

Mais le caractère des douleurs et de l'haleine ne sont, en somme, que deux particularités bien insuffisantes, pour permettre à elles seules d'établir un diagnostic précis : rien ne remplacera l'application de cette règle générale, sur laquelle nous ne saurions trop insister, à savoir que : *toutes les fois qu'il s'agit d'examiner un malade présentant des troubles du système digestif, il faut commencer par se rendre compte de l'état de la bouche,* presque au même titre que l'on se rend compte, à propos d'une affection cardiaque, par exemple, de l'état des poumons et des reins.

Traitement

Le diagnostic est enfin établi ; ou bien il l'a été, nettement et fermement au début de l'affection, ou bien, et ce sont malheureusement les cas les plus fréquents, une série de tâtonnements ont précédé.

Quelle devra être la conduite du médecin et du dentiste en face de pareils malades ?

Tout d'abord des *soins prophylactiques* s'imposeront au spécialiste : il faudra *assurer scrupuleusement le tarissement de toute suppuration avant la pose des appareils de prothèse* en général et des *appareils inamovibles* en particulier.

HUNTER fait aux dentistes un reproche évidemment sévère et immérité, mais qui doit malgré tout nous donner à réfléchir : « Le dentiste, dit-il, qui actuellement fait tant de dentisterie conservatrice pour son patient, et qui dépense dans ce but tant d'habileté professionnelle, qui observe tant de conditions défectueuses de la bouche résultant de la carie et de la nécrose dentaire ; qui du haut de son expérience, peut reprocher au médecin praticien la méconnaissance de ces conditions défectueuses, le dentiste « encapera » une dent avec une couronne, il posera un appareil à pont, il appliquera un appareil de prothèse, sur une dent malade et noirâtre, un bridge de façon à établir un espace resserré et inabordable, favorable à la pullulation des micro-organismes entre lui et la gencive ; l'appareil de prothèse sera indéfiniment porté sans autre nettoyage que le brossage ; trop souvent il recouvrira de sales chicots nécrosés et septiques et parfois sera si mal adapté que, plutôt que de l'enlever de temps en temps, le patient aimera mieux le laisser « pousser dans la gencive. » (the patient allows them to grow into the gums).

Lorsqu'il s'agira donc de la préparation d'un appareil de prothèse, il ne faudra *sous aucun prétexte* laisser dans la bouche des racines qui ne peuvent être désinfectées et obturées ; et encore celles-ci devront-elles être surveillées avec le plus grand soin pour combattre la tendance de la gencive à s'infecter au voisinage.

« Nous répétons, dit le docteur J. Tellier, que nous considérons comme une faute grave, la pratique qui consiste à appliquer un appareil de prothèse sur des racines meulées au ras de la gencive non désinfectées et obstruées, et à notre avis elle doit disparaître des habitudes professionnelles. C'est, à notre sens, une règle inflexible que l'extraction des racines non obturées ; si elle entraîne des inconvénients de toute nature, le praticien qui s'y soumet ne tardera pas à se convaincre qu'il n'a qu'à y gagner : quelques très rares exceptions possibles ne font que confirmer la règle. »

Nous dirons peu de choses sur l'hygiène buccale et sur sa nécessité ; tout le monde est d'accord sur ce point : brossage des dents et des gencives matin et soir, surtout le soir et après chaque repas, s'il est possible. L'action mécanique est ici, de toutes, la plus importante. L'emploi des eaux dentifrices est à conseiller, bien que leur efficacité soit douteuse ; elles n'ont d'autre effet que d'aider au rinçage de la bouche. On peut employer poudres, pâtes, savons ; on n'a que le choix, parmi les innombrables spécialités (à l'exclusion, toutefois, de celles dans la composition desquelles entre le charbon). La solution de sulfo-bore à 3 % est d'une réelle efficacité (H. FERRÉ) [1] ; mais si on veut de plus amples détails sur tous les menus moyens d'hygiène buccale, on pourra se reporter au mémoire de ROSE. [2]

Ces règles capitales de prophylaxie étant posées, le *traitement curatif* consistera essentiellement à *combattre la septicité bucco-dentaire*, et à *en faire disparaître les causes*, avant d'entreprendre tout

---

[1] H. FERRÉ. — *Loc. cit.*
[2] ROSE. — In *odontologie*, 1901.

traitement symptômatique des manifestations gastriques, qui ne devra, quant à lui, jamais être qu'un traitement adjuvant, le plus souvent inutile.

Il faudra tout d'abord *traiter les caries*, quel qu'en soit le degré, suivant les méthodes et règles habituelles : extraire toute dent avec portion de couronne qui ne peut être conservée (après échec du traitement) et de toute racine qui ne peut servir à l'application d'une dent à pivot. Après toute extraction, on devra conseiller des *lavages alvéolaires*, surtout s'il existait de l'infection antérieure ou si on avait fait des injections intra-gingivales ; à plus forte raison si dans les jours suivant l'intervention, il se produisait de l'*alvéolite*, complication relativement fréquente, causant des douleurs parfois très vives qui disparaissent instantanément après désinfection de l'alvéole.

Devront être conseillés aussi, des *bains de bouche* prolongés de 5 à 10 minutes, répétés plusieurs fois par jour, au moyen de solutions antiseptiques. L'eau oxygénée chirurgicale à 12 volumes est l'antiseptique de choix en pareil cas. Elle doit être étendue au tiers.

Lorsqu'un appareil de prothèse aura été placé, après avoir tenu compte des règles indispensables que nous venons d'exposer, il faudra savoir insister auprès du patient sur les soins qu'il devra prendre pour empêcher l'infection qui peut résulter. Il faudra lui dire, s'il ne le sait déjà, toute l'importance qu'il y a à brosser cet appareil soigneusement au savon blanc, ou avec des savons spéciaux, deux fois par jour au moins ; à faire bouillir les appareils lorsqu'ils sont en métal, plusieurs fois par semaine ; s'ils sont en vulcanite, à les laisser chaque jour séjourner, dans une solution antiseptique, sans action sur elle (acide phénique de 3 à 5 %, hydrate de chloral à 1 % par exemple) ; à les rincer ensuite à l'eau courante ou même bouillie.

Quant aux appareils inamovibles, ils seront à éviter si la désinfection sur place n'est pas facile et absolument certaine. Une fois en place, la gencive devra être surveillée attentivement à leur niveau, désinfectée si elle montre des traces d'inflammation, cautérisée au galvano-cautère si elle prolifère.

Contre la *gingivite*, les *stomatites légères* et en général contre toutes les manifestations secondaires locales de la septicité bucco-dentaire, avant tout traitement chirurgical de la pyorrhée, on conseillera les bains de bouche prolongés (eau oxygénée, perborate de soude, hydrate de chloral à 8 ou 10 %, formol à 1 et même 2 % (J. Tellier).

S'il y a des signes de *fermentation buccale* manifeste, il faudra conseiller pendant plusieurs jours, avant tout traitement, le permanganate de potasse à 1 pour 3 ou 4.000. C'est un désodorisant, un désinfectant et un agent réducteur puissant, supérieur même à l'eau oxygénée ; il présente, il est vrai, des inconvénients dont il faut avertir le malade, mais qui ne sont que passagers : il jaunit les dents et les tissus et tache le linge (s'essuyer les lèvres avec du coton).

Les bains de bouche devront être précédés d'*expression des gencives* pratiquée par le malade luimême.

On pourra, après toutes ces précautions, entreprendre le traitement chirurgical, qui consistera dans le nettoyage sévère et minutieux des dents et des clapiers péridentaires ; tous les corps étrangers seront enlevés avec le plus grand soin. « Pour cela utiliser la série des instruments à nettoyer de White, et de plus les séries spéciales de Younger (White), du docteur A. Senn, de Zurich. Injections dans les poches péri-dentaires, au moyen d'une seringue à canule spéciale avec l'eau oxygénée, le chlorure de zinc, etc. Puis, cautérisation extra-gingivale (fer rouge, acide chromique), intra-gingivale (acide lactique, acide sulfurique ; emploi du bi-carbonate de Na en poudre sèche et en solution saturée pour combattre l'excès d'acide, etc.). Soins consécutifs à faire prendre : hygiène buccale, brossage, emploi des antiseptiques et des astringents, massage des gencives. Parfois, pour consolider les dents, les ligaturer ou les maintenir par divers autres moyens, tels que le port d'une plaque métallique estampée, etc. » (J. TELLIER.)

Nous ne voulons point terminer sans parler d'une médication nouvelle, du moins dans ses applications à la thérapeutique dentaire, expérimentée tout d'abord par le docteur P. ROSENTHAL et M. BERTHELOT, objet d'une communication faite par eux en 1908 [1],

---

[1] P. ROSENTHAL et M. BERTHELOT. — *Bulletin Soc. thérapeutique*, 13 mai 1908.

reprise et préconisée, ces tous derniers temps, par FREY et DE NEVREZÉ[1]. Nous voulons parler de la *bactériothérapie lactique.*

Dans l'étude de la pathogénie, nous avons parlé de la concurrence vitale des bactéries et des résultats de cette concurrence dans les milieux infectés ; voyons maintenant l'application thérapeutique de ces données.

TISSIER, MARTELLY, GASCHING (*Ann. de l'Inst. Pasteur*, 1902, 1903) ont montré qu'il suffit d'introduire du ferment lactique et des sucres dans un milieu de putréfaction pour voir s'arrêter le processus à mesure que les bacilles lactiques prennent la place des bactéries de putréfaction. C'est d'abord à la thérapeutique intestinale qu'ont été appliquées ces notions : dans l'intestin, à l'état normal, existerait une flore microbienne variée : le groupe le plus important est aérobie amylolytique et saccharolytique ; le moins important est anaérobie strict et protéolytique. Ce dernier groupe constitue la flore de la putréfaction intestinale ; elle devient exclusive dans les états pathologiques dus à l'auto-intoxication digestive, faisant disparaître la flore amylolytique.

Il s'agissait donc d'opposer à la flore pathogène protéolytique, un élément de concurrence vitale, en établissant un régime alimentaire, aboutissant à la prédominance et au triomphe des aérobies amylolytiques.

---

[1] L. FREY et B. DE NEVREZÉ, *loc. cit. — Odontologie*, décembre 1909, page 601.

Les travaux de TISSIER[1], sur la flore intestinale des nourrissons ont amené cet auteur à opposer au *Bacillus perfringens*, microbe à fonction protéolytique, le *B. acidi paralacti* de KOSAÏ, et plus tard une symbiose du *paralactique* avec le *B. acidi bifidus*, hôte normal de l'intestin du nourrisson.

Par analogie, FREY et DE NÉVREZÉ, prétendent qu' « il est logique d'opposer une concurrence vitale artificielle au polymicrobisme buccal devenu pathologique, par insuffisance de sa concurrence vitale naturelle ».

Ces éléments concurrenciers devront, pour les auteurs, dans le traitement de la pyorrhée, être le micro-organisme du ferment lactique : parmi les variétés de ceux-ci, la préférence devra être accordée au *bacille Bulgare* ou *B. de MASSOL*, dont la puissance vitale est en moyenne quatre fois plus élevée que celle des autres variétés de ferment lactique.

On emploira de préférence des préparations sèches, sous forme de comprimés. Il faudra n'en conseiller l'emploi qu'*à des heures assez éloignées des repas :* de bonne heure au réveil, ou dans le courant de la matinée ou de l'après-midi. Cette recommandation est importante, à cause des modifications que peut faire subir aux fonctions gastriques, l'ingestion de la bouillie lactique pendant toute la durée de la digestion ; ceci est d'autant plus à considérer et à observer que les malades auxquels nous avons à faire, sont déjà des gastropathes avérés, dont il serait

---

[1] TISSIER. — Ann. Instit. Pasteur, 1905.

impardonnable d'exagérer encore la susceptibilité.

Le malade peut en prendre chaque jour de un à trois et les laisser fondre tantôt dans le sillon gingivo-labial, tantôt dans le sillon gingivo-jugal.

Ces auteurs publient un certain nombre de cas très intéressants de guérison, dus à la bactériothérapie lactique. Ils concluent enfin en disant que : « Cette thérapeutique microbienne se recommande par sa facilité d'emploi et par son inocuité sur les tissus ; son action n'exclut dans la plupart des cas aucune des interventions ordinaires du dentiste, elle leur sert d'adjuvant ; cependant dans la fétidité buccale elle peut être considérée comme absolument *curatrice* ».

Il ne faut pas oublier, néanmoins, que ces procédés de traitement aux ferments lactiques, ont été accusés à tort ou à raison de favoriser des caries de l'émail[1]. FREY et DE NÉVRÉZÉ déclarent cette objection mal fondée et prétendent n'avoir jamais observé de cas de caries secondaires à la médication qu'ils préconisent, même à la suite de traitement prolongés.

Quant aux effets du traitement et de la guérison de l'infection buccale sur l'affection gastrique qui nous intéresse, on aura déjà pu s'en rendre compte à la lecture de nos observations : dans les cas de suppurations abondantes, telles que foyers de périodon-

---

[1] P. VANEL. — Caries secondaires à la médication lactique. *Odontologie*, février 1910, page 155.

tite suppurée, kystes paradentaires suppurés, existence de nombreuses racines ou chicots avec suppuration, la disparition rapide de la cause en quelques
jours entraînera avec elle une amélioration notable,
puis une guérison complète des symptômes se manifestant soit du côté de l'état général, soit du côté des
fonctions digestives. Dans les cas de pyorrhée assez
intense, un traitement persévérant de quelques
semaines pourra être parfois nécessaire (6 semaines
à 2 mois dans un cas de J. TELLIER).

Il est à peine besoin de dire que la pyorrhée alvéolaire, se rencontrant souvent au cours de certaines
maladies générales (diabète, goutte, albuminurie,
etc.), le médecin et le dentiste devront toujours établir, parallèlement au traitement de celle-ci, un traitement général approprié.

Enfin, on pourra, si on le juge à propos, instituer
un traitement adjuvant qui consistera dans l'administration de légers purgatifs, de stimulants modérés de
l'appétit, toniques, amers, etc. ; mais on devra toujours se rappeler, qu'ici l'extrême prudence devra
être la règle, que l'on a affaire à des muqueuses
encore délicates et facilement irritables, que tout
excès médicamenteux ne peut que retarder ou
compromettre l'évolution normale de l'affection vers
la guérison.

CONCLUSIONS

———

I. — On observe très fréquemment des troubles gastriques, qui sont nettement la conséquence de suppurations prolongées de la cavité buccale et plus spécialement de la région gingivo-dentaire. (J. Tellier).

II. — L'existence de ces troubles digestifs est le plus souvent rattachée à la présence de lésions dentaires entraînant une mastication insuffisante et défectueuse ; nous pensons avoir démontré qu'ils sont dus à la septicité buccale.

III. — Ils peuvent se grouper de façon à donner naissance à un certain nombre de formes cliniques, qu'on peut synthétiser sous le nom de gastrite septique d'origine buccale, mais auxquelles conviendrait peut-être aussi bien l'appellation de formes gastriques de la septicité bucco-dentaire.

IV. — La relation qui existe entre ces troubles digestifs et ces suppurations buccales est le plus souvent méconnue : d'où leur résistance à la thérapeutique ordinairement instituée.

V. — Le diagnostic peut cependant être fait, à la condition de connaître l'existence de ces formes gastriques des septicémies buccales et *d'y penser*.

VI. — En tous cas, et chez tout malade atteint d'affection gastrique, il faut examiner avec soin l'état de la bouche et rechercher l'existence possible de foyers infectieux, de quelque nature qu'ils soient (pyorrhée alvéolo-dentaire, racines infectées, abcès alvéolaires, gingivites et gingivo-stomatites, etc., etc.).

VII. — Toute suppuration de la cavité buccale constatée, doit être supprimée par des moyens appropriés et, le cas échéant, le traitement local doit être complété par un traitement général.

INDEX BIBLIOGRAPHIQUE

Arkövy. — Experimentelle Untersnchungen über Gangraen an der Zahnpulpa und Wundgangraen, in *Centralblatt, f. Backt.* 1893, p. 917 ; *ibid.*, p. 962.
— Uber Bacillus gangr. pulpœ, in Centralblatt, f. Backt, 1901 XXIX n° 19, p. 745, 5 juin.

Besson. — Bactériologie de la bouche et des dents.

Bouveret. — Traité des maladies de l'estomac.

Cade. — Précis des maladies de l'estomac et de l'intestin, 1910.

Cauzard. — Troubles gastro-intestinaux d'origine nasale et naso-pharyngée, *Revue des maladies de la Nutrition*, oct. 1909.

Chantemesse et Widal. — Les microbes de la bouche. Paris, 1890.

Chassaignac. — Traité de la suppuration, 1859.

Choquet. — Notes sur quelques microbes de la carie dentaire. *Congrès dentaire*, 1900.

Cornil et Babès. — Les microbes de la bouche, Paris, 1890.

Dunogier. — De l'antisepsie buccale, 1905.

Ferré. — De certaines infections secondaires, d'origine buccale. *Thèse de Paris*, 1905-1906.

Ferrier Paul. — Langue saburrale et albuminurie. *Société de Biologie, séance du 20 juin 1903.*

Frey et de Nevrezé. — Contribution à l'étude des ferments et en particulier du ferment lactique dans la thérapeutique buccale. *Odontologie,* décembre 1909.

Frey et Sauvez. — Moyens de défense de la dent contre la carie. *Gaz. des Hôp.* 1893.

Gaillard et Nogué. — Traité de stomatologie.

Galippe. — *Journal des Conn. médicales,* 1890. A propos des infections d'origine buccale. *Société de Biologie, séance du 27 juin 1903.*

Galippe et Vignal. — Note sur les micro-organismes de la carie dentaire. *C. R. de la Société de Biologie, 1899, n° 11.*

Gallavardin et Cordier. — La stomatite aphteuse comme cause de la néphrite aiguë. *Prov. médicale,* 30 juillet 1910.

Gaultier. — Les opsonines et la thérapeutique opsonisante par les vaccins de Wright, 1909.

Goadby. — Micro-organismen in dental caries. *Trans. of the Odont. Society,* June 1899.

— Some points in the œtiology of dental caries. *Journal of the British Dental Association,* oct. 1901.

Groc. — *Thèse de Lyon,* 1905.

Hugenschmidt. — Étude expérimentale des divers procédés de défense de la cavité buccale contre l'invasion des germes pathogènes. *Thèse de Paris,* 1896.

Hunter William. — Oral sepsis as a cause of « Septic gastritis » « Toxic neuritis » and other septic conditions. In *Journal of British Dental Association,* 190!.

Landolt. — *Thèse de Paris,* 1901.

Lebedinsky. — Influence du système dentaire sur l'état général. *Archives de Stomatoiogie,* juillet 1910.

Luton. — Dictionnaire de Dechambre. Estomac.

Miller. — *Arch f. exper. Path. et Pharm.* Bd XVI. Ueber die

Caries der Zaehne. *Berlin* 1884 et *Deutsche Medizin-Wochenschrift*, 1884.

— Die micro-organismen der Mundhochle. *Leipzig*, 1892.

MILLS ALBERT. — Action de la salive et du suc gastrique sur les bactéries. *Bruxelles*, 1896.

MOLIÈRE. — Rhino-pharynx et dyspepsie. *Reoue des maladies de la nutrition*, septembre 1909.

RICHET. — *Bu'letin de la Société de Chirurgie*, 1865.

ROCHAIX. — Les micro-organismes de la carie dentaire. *Prooince dentaire*, avril 1910.

ROSENTHAL et BERTHELOT. — *Bulletin Soc. thérapeutique*, 13 mai 1908.

SABATIER. — *Thèse de Lyon*, 1903.

SÉBILEAU. — Différentes formes des septicémies buccales. *C. R. du Congrès international*, 1900.

TELLIER Julien. — De la gastrite septique d'origine buccale. *Communication au 1er Congrès de Stomatologie, Paris, 1907.*

— La septicité bucco-dentaire et ses conséquences. *Communication au Congrès de l'Association Française pour l'avancement des Sciences*, 1906.

— In *Odontologie*, 1906.

TELLIER Julien et Camille. — Contribution clinique à l'étude des septicémies d'origine bucco-dentaire. *Lyon Médical* et *Reoue de Stomatologie*, 1903.

TELLIER J. et DURAND A. — Septicémie chronique d'origine bucco-dentaire. *Prooince dentaire*, janvier 1910.

TISSIER. — *Ann. Instit. Pasteur*, 1905.

UNTERWOOD et MILES. — An investigation into the effects of organisms upon the theeth and alveolar portion of the jaws. *Trans. of the Ini. Méd. Cong.* London 1881, p. 523.

— On the influence of micro-organisms in the production of caries. *Trans. of the Odont. Soc. of Great Brit.* Vol. XVI, page 222, 1884.

Vanel. — Caries secondaires à la médication lactique. *Odonto-logie*, février 1910, p. 155.

Vincentini. — Bacteria of the sputa and Cryptogamie flora of the mouth from the « *Attidella R. Academia medico-chirurgica di Napoli* ». Londres, 1897.

Weber Hans. — In *Münchner med. Wochenscher.*, 30 décembre 1902.

Wermeille. — *Thèse de Paris, 1894.*

TRÉVOUX, IMPRIMERIE JULES JEANNIN